歯科医院経営
実践マニュアル

歯科医院での話し方
80の法則

NHK学園専任講師
山岸　弘子　著

クインテッセンス出版株式会社　2011

Tokyo, Berlin,Chicago, London, Paris, Barcelona, Istanbul, Milano, São Paulo, Moscow, Prague, Warsaw, New Delhi, Beijing and Bukarest

●まえがき

2011年3月11日におきた東日本大震災を経て、情報を鵜呑みにする人が減りました。とりわけ、震災後の報道を経て、多くの人は、結果的に信用できない情報が公然と流されていたことを知り、愕然としたことでしょう。

歯科に関しても、歯科医院評価の口コミサイトが増え、その口コミを参考にする人の増加に比例し、いわゆるヤラセもささやかれるようになりました。

情報に対する不信感のなか、歯科医院を紹介してくれる知人がいない患者さんは、なにを信用して選んだらよいのかわかりません。結局、自分で確かめるしかないのです。そのため、以前にも増して、患者さんは感覚を研ぎ澄ませて、その歯科医院が信用できるか否かを判断しようとしています。そのテストに通るために求められるのは、誠実さだと私は考えています。

誠実な対応、誠実な説明、誠実な治療が求められ、その要望に応えることができたとき、患者さんの歯科医院に対する信頼が育っていきます。

そこで、本書では、誠実さや思いやりを土台にした話し方についてお伝えします。

話し方の基本法則に加え、誠実な説明のしかた、患者さんに好まれる話し方、医療人としての話し方、院内での話し方などを取り上げます。さらに、声や発音についても触れていきます。

また、本書では要所要所に「レッスン」を取り上げていますので、演習として活用していただければ幸いです。

話し方の本を読んでも、なかなか身につかなかった、上達しなかったという経験を持つ方が多くいます。それは、筋肉の鍛え方の本を読んでも、筋肉が身につかないのと同じです。筋肉の鍛え方の本に従って、実際に運動をして筋肉を動かしてこそ、筋肉が身についていきます。話し方も同じです。実際に声に出してみて、レッスンしてこそ身についていくのです。

レッスンをし、患者さんの前で話すときに生かし、反省点を改善し、またレッスンすることを繰り返せば、必ず話し方はよりよくなっていきます。

本書の80の法則を院内全体で共有し、実践なされば、歯科医院で働くお一人お一人の言語力・発信力が強化されます。その結果、歯科医院全体の影響力も強化されます。

それゆえ、院長先生だけではなくスタッフのみなさんにもお読みいただきたいと思っています。80の法則を実践なさり、患者さんを思う気持ちを、言葉と声に乗せて患者さんに届けてください。

院長先生やスタッフのみなさんと、患者さんが、希望と喜びに満ちた会話をなさっているお姿を心に浮かべながら、話し方や言葉づかいの法則やルールについてお伝えしていきます。

村岡廣介編集長には8年前からお世話になり、4冊の執筆の機会を与えていただきました。そして、誠実な生き方とはどのようなものかを後姿で教えていただきました。この場をお借りして、村岡廣介編集長とタイトなスケジュールの中、制作に携わってくださった宮田淳さんに心より御礼を申し上げます。

平成23年9月30日

NHK学園専任講師
山岸　弘子

●もくじ

第1章　歯科医院での話し方の基本19の法則／13

1　話は人そのものなり／14
2　話の土台を頑丈にする／16
3　まずは患者さんから信用されること／18
4　わかりやすく誠実に話すこと／20
5　話し方のスキルを身につけよう／22
6　考えてから話す習慣をつける／24
7　場面・目的・相手を明確に意識する／26
8　なぜ話すのか――目的を明確にする／28
9　だれに話すのか――患者さんと話すときは……／30
10　なにを話すのか――話す内容を整理する／32
11　どのように話すのか――相手に合わせた話し方を／34
12　話し言葉は〝音の言葉〟／36

13 話にタイトルをつける習慣を／38
14 〝結論を先に話す〟を心がける／40
15 全体から具体へ話をすすめる／42
16 〝一文一情報〟――一文を短くする／44
17 主語と述語を近づけよう／46
18 話の間を大切にしよう／48
19 話のキーワードを意識する／50

第2章 患者さんに好まれる話し方13の法則／53

20 言葉づかいのセンスを磨こう／54
21 話し言葉ではできるだけ和語を選ぼう／56
22 イメージのよい言葉を選ぼう／58
23 語尾まできちんと話すようにしよう／60
24 ぼかし表現を避けるようにする／62
25 ファミコン言葉をやめよう／64
26 会話のノイズを減らそう／66

27 Ｉメッセージを上手に利用する／68
28 自分の声を意識し、磨き上げよう／70
29 第一声をはっきり発音しよう／72
30 声の高低・大小を意識しよう／74
31 聞き返されたら子音をはっきり発音しよう／76
32 語尾をやさしくいってみよう／78

第3章 正しい敬語の使い方 11の法則／81

33 敬語の使用も表現の選択のうち／82
34 知っておきたい敬語の種類①／84
35 知っておきたい敬語の種類②／86
36 敬語のレベルを意識しよう／88
37 敬語のレベルに合わせて表現にも工夫をしよう／90
38 依頼表現の変化に気をつけよう／92
39 クッション言葉をうまく使おう／94
40 患者さんの能力を問うような質問はしない／96

41 間違い敬語／二重敬語に注意！／98
42 間違い敬語／尊敬語と謙譲語の混同に注意①／100
43 間違い敬語／尊敬語と謙譲語の混同に注意②／102

第4章 医療人としての言葉づかい 7の法則／105

44 一般人の理解度に意識を向けてみよう／106
45 伝えるための努力は必ず伝わるもの／108
46 カタカナ語をなるべく使わないようにしよう／110
47 守秘義務の指導を徹底しよう／112
48 白衣で外出する際はとくに話題に注意しよう／114
49 ツイッターに書き込まれる覚悟で発言しよう／116
50 エビデンスのある話をするよう院内で確認しあう／118

第5章 場面別話し方 19の法則／121

51 電話応対で歯科医院の姿勢が伝わる／122

52 電話応対の基本の言葉を引き出しに入れておく／124
53 受付は歯科医院の顔！／126
54 診察室への誘導は心をこめて／128
55 診察室は先生の舞台、患者さんを思う気持ちを伝えよう／130
56 共感が信頼関係をつくる／132
57 心にゆとりを、言葉にやさしさを心がける／134
58 ひと言の重みを意識しよう／136
59 ペーシング（患者さんの速度に合わせる）を意識しよう／138
60 リフレイン（繰り返し）を活用する／140
61 リフレーミング（楽な気持ちになってもらう）も大事！／142
62 まずはＹＥＳと答えられる質問をする／144
63 閉じた質問・開いた質問を使い分けよう／146
64 肯定質問を増やそう／148
65 患者さんの反応を見ながら話そう／150
66 会計はスピーディ・スマートを基本にしよう／152
67 話し方に注意して、医療訴訟からあなたの医院を守ろう／154
68 クレームを生まないためにも話し方に意識を向けよう／156

69 クレームをいう患者さんとモンスターペイシェントを区別する／158

第6章 院内コミュニケーション11の法則／161

70 ヒヤリ・ハットを防ぐには院内コミュニケーションの充実を！／162
71 「ほうれんそう」の徹底で、ヒヤリ・ハットを防ごう／164
72 スタッフには敬語の使用を徹底させよう／166
73 タイプ別に言葉がけを考えてみよう／168
74 スタッフへの指示は3タイプに分けて行おう／170
75 質問話法も使って指示してみよう／172
76 スタッフへの注意は想いを伝えてからにしよう／174
77 チューニング（相手の気持ちに合わせる）してみよう／176
78 小さなことを大きな愛情をこめて行おう／178
79 まず〝自分自身〟から変わろう／180
80 和顔愛語――思いやりと愛に支えられた言葉と話し方／182

イラスト：伊藤　典

第1章

歯科医院での話し方の基本 19の法則

1 話は人そのものなり

「文は人なり」という言葉があります。「文章は書き手の考えや性格を表す。文章を見れば、書き手の人となりがわかる」という意味です。

話とは違い、文は声も表情も態度も伝わらないのに「文は人なり」といわれます。話は、文以上に伝わるメッセージが多いのですから、「話は人そのものなり」といえそうです。

私たちは、ことさら意識することなく話をしていますが、私たちが意識的に話をして何かを伝えようとするとき、相手に伝わるのは話の内容だけではありません。

どんな話題・言葉・表現を選び、そして、どのような表情・声・口調・高さ・スピードで話すのか。それらが総合されて、「話」として伝わります。その話を通して、私たちのセンスや言語感覚・人柄・知性・情熱なども相手に伝わっていきます。

そのときだけ体裁を整えて、それらしく話したとしても、賢明な相手にはすべてお見通しなのです。私たちが話を相手に効果的に伝えるためには、言語表現、非言語表現を意識して磨くこと、さらにそれを支える土台、つまり、人間としての基礎を揺るぎない、頑丈なものにしていく努力が必要です。

話を通して伝わるもの

話の内容＋センス＋言語感覚＋人柄・知性・教養・情熱……

↑ 相手に伝わるもの

言語表現＋非言語表現

人間としての基礎・土台

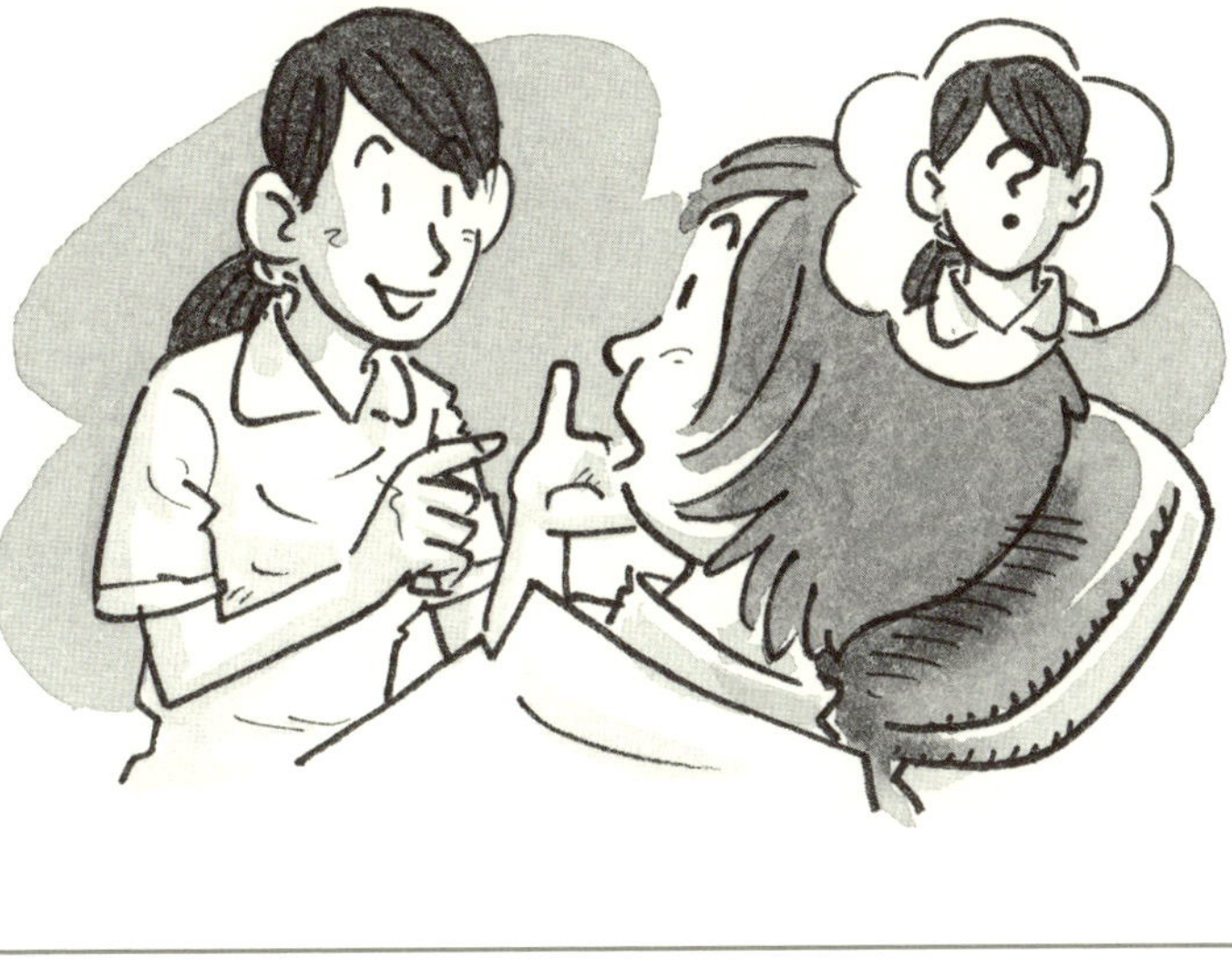

2 話の土台を頑丈にする

建物の頑丈さや良否は、ふだんは外見からしか判断できません。建物の頑丈さや良否がわかるのは、大雨や突風などの災害が起きたときです。そのときに、土台・建物の基礎がしっかりしているか否かが明らかになります。

話もふだんの雑談では、その話の土台となる人間性までは求められません。場に合った話題を提供し、自分も相手も楽しく話ができればそれで十分です。

人間性が求められるのは、相手が真剣な聞き手であり、その情報の良否を判断しようと本気になっているときです。

歯科医院での場面でいえば、治療法の説明、治療材料の説明、自費診療の説明などのときに人間性が求められます。そのとき、患者さんは説明してくれる先生の話、スタッフの話を「この人を信用できるか否か」と、あらゆる感覚を総動員して、自分に確認しながら聞いています。

聞き手が真剣なときに、話し手の土台、人間としての基礎がしっかりしていないと、その話のもろさが伝わってしまいます。話し方のスキルを磨き、どのように上手に話したとしても、話の内容などは二の次になってしまいます。

話の土台とは、話し手の人間性です。伝わる話をするためには、社会人としての基礎力をつけ、人間性を磨き、簡単には揺るがない、確固とした自分を確立していくことです。

社会人基礎力／チームで働く力

経済産業省では，社会人基礎力として「前に踏み出す力」「考え抜く力」「チームで働く力」をあげています。ここでは，3つの基礎力の中で，歯科医院で働く人にとくに必要な「チームで働く力」を紹介します。

発信力	⇨	自分の意見をわかりやすく伝える力
傾聴力	⇨	相手の意見を丁寧に聴く力
柔軟力	⇨	意見の違いや立場の違いを理解する力
状況把握力	⇨	自分と周囲の人びとや物事との関係性を理解する力
規律性	⇨	社会のルールや人との約束を守る力
ストレスコントロール力	⇨	ストレスの発生源に対応する力

（経済産業省　HPより）

3 まずは患者さんから信用されること

雑談のときは別として、健康にかかわることや治療にかかわること、とくにその治療にリスクがともなう場合や大金がかかる場合には、多くの患者さんは真剣に聞きます。話を聞いているとき、社会経験と知識の豊富な患者さんは、

・この人の話を信用してよいのか？
・実績を伸ばしたいだけではないのか？
・その治療法のほうが、儲かるからすすめているのではないか？
・自費診療の契約件数が、給料に反映するからすすめているのではないのか？

などということまで、高速で頭をフル回転させながら聞いています。

仮に、患者さんに「この人はなんとなく信用できない感じがする」という印象を持たれてしまったとしたら、どのように一生懸命に話しても、それは時間のムダ。何も伝わりません。

本書では、話し方についてお伝えしていきますが、聞き手にとって、話し手が「信用できる人」であることが必要条件だと私は思っています。

患者さんから見た「歯科医院で信用できない印象の人」とは

・身だしなみに不潔感がある人
・グローブを取り替えない人
・不機嫌な態度で患者さんに接する人
・先生の顔色ばかり見ている人
・患者さんの顔を見ない人
・自費診療を強引にすすめる人
・保険診療の患者さんを差別する人
・質問に答えない人
・上から目線で話す人
・いじわるな感じの人
・語尾を濁す人
・言葉づかいが汚い人
・なれなれしい人
・高齢者を子ども扱いして話す人

（対象 20 代以上，男女 50 人・著者調べ）

4 わかりやすく誠実に話すこと

歌は下手よりも上手なほうがいい、ゴルフも下手よりも上手なほうがよいでしょう。

では、話についてはどうでしょうか。

お笑い芸人であれば、人を笑いに巻き込み、人を笑わせてこそ価値がありますし、アナウンサーならば、つっかえることなくスラスラ原稿を読むことが求められます。

それぞれの職業によって、求められる話し方は違います。

では、歯科医院で働くスタッフには、どのような話し方が求められるのでしょうか。歯科医院で立て板に水のように話すことが必要でしょうか。「口がうまいスタッフだな」「話し上手な先生だな」と思わせることが必要でしょうか。

もちろん、そのようなことは必要ありません。歯科医院での話に求められるのは「わかりやすさ」のひと言につきます。わかりやすく話すためには、「この話をわかりやすく伝えよう」という熱い思いと、患者さんに対する誠実さが土台となります。

患者さんの生活の向上を想像し、「わかりやすく伝える」という一点に誠実になること。その誠実さは、必ず患者さんに届きます。

歯科医院で働く方に求められる話し方の要素

話し方のスキル

＋

話す内容

＋

患者さんに伝えたいという情熱

＋

医療人としての誠実に伝えるという情熱

＋

人間性

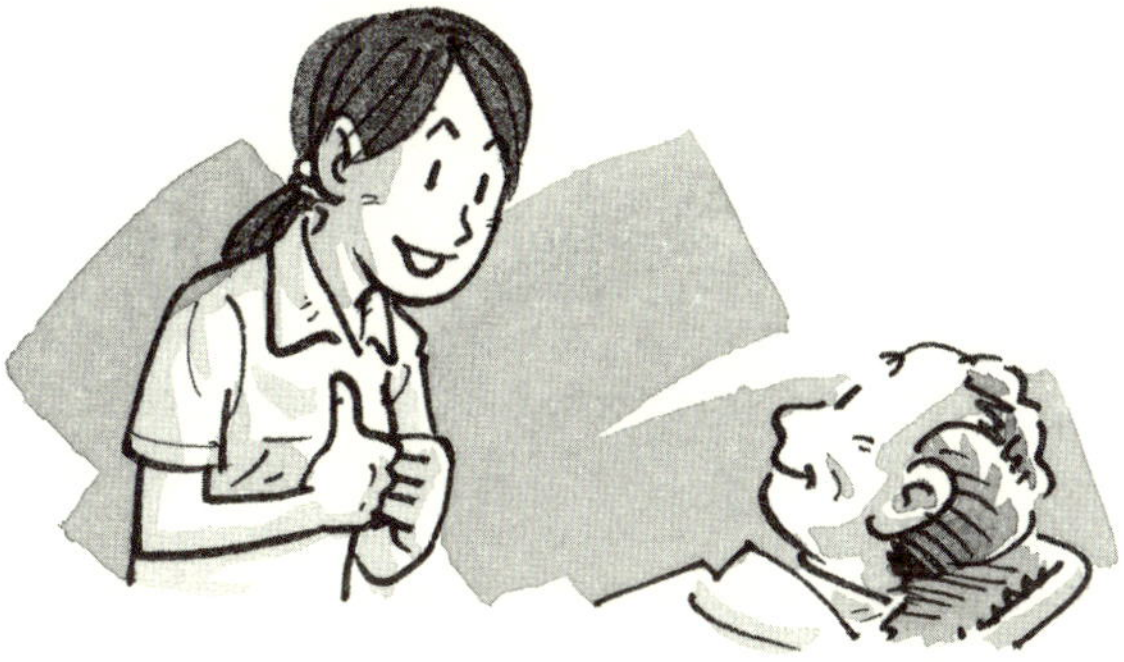

5 話し方のスキルを身につけよう

「話す」「聞く」は、「書く」「読む」と同様に、コミュニケーションの重要な要素です。しかし、学校教育では「書く力」「読む力」を育成することに重点がおかれています。

それは、学校の教師自身が「話す」「聞く」について、十分な教育を受けた経験がないせいで、「話すこと」「聞くこと」を十分に教えることができないからだ、ともいわれています。従来、話すことに関して十分な教育を受けてこなかった日本人は、海外の人に比べて話すことが下手だと指摘されてきました。

それに加え、インターネットや電子メールの発達で、友人との会話、親子の会話、社内の会話も減ってきています。会話の量が減れば、会話の質も劣化してくるのは当然です。

このような社会の変化により、年齢を問わず、わかりにくい話をする人が多くなってきています。会社でも「話し方が下手な新人が多い」と、多くの管理職が嘆いていますが、話し方が下手なのは新人に限ったことではありません。年齢にかかわらず多くの日本人の話す力が劣化してきています。

話す力を育てるには、自ら意識的に学び、鍛えていくことが必要です。

国語力に関する世論調査

文化庁の平成 19 年度「国語に関する世論調査」では，日本人の国語力について，回答者自身は，どのような点で自信を持てないかを尋ねています（選択肢の中から３つまで回答）。結果は以下のとおりです。

	平成 19 年度調査	平成 14 年度調査
説明したり発表したりする能力	32.5%	30.6%
考えをまとめ文章を構成する能力	29.8%	36.1%
漢字や仮名遣い等の文字や表記の知識	29.1%	27.4%
敬語等の知識	25.6%	21.9%
語句や慣用句等の知識	18.9%	21.1%
論理的に考える能力	17.7%	19.0%

＊平成 19 年度「国語に関する世論調査」
調査対象：全国 16 歳以上の男女
調査時期：平成 20 年３月１日～３月 20 日
有効回収数（率）：1,975 人（57.3%）

6 考えてから話す習慣をつける

人には「考える前に話す人」「考えながら話す人」「考えてから話す人」の3つのタイプがあります。

私的な、気心の知れた人との日常会話であれば、考える前に話したり、考えながら話してもよいでしょう。かえってそのほうが、会話にリズムが生まれて楽しいものです。

しかし、仕事上の会話や説明などという、いわゆるパブリックスピーキングの場合には、「考えてから話す人」に変身しなければなりません。

考えずに話しても、明快に、的確に話せ、しかも人を傷つけない人も中にはいますが、多くの人は、わかりにくくなったり、難しい表現をしてしまったり、話し方のクセが出てしまったり、話が長くなってしまったり、ウッカリ相手を傷つけるひと言を発してしまったりするものです。

仕事上の会話以外での会話の場面でも、考えてから話す習慣を身につけていくと、少しずつ論理的な話ができるようになり、結果的にわかりやすい話ができるようになります。毎日の会話が練習と考えて話すことです。

考えずに話すリスクはこんなにある

考えずに話すリスク	相手が感じること
話が長くなる	早く話が終わらないかな
一文が長くなる	最初にいわれたことを，忘れてしまった
助詞でつないでしまう（〜して，それで〜して〜）	いつまで続くの？
話し方のクセが出る（え〜，あの〜）	時間のムダ。「え〜」「あの」を省略してくれ。
要点がわかりにくくなる	いったいなにがいいたいのだろう？
人を傷つける発言をしてしまう	ウッカリはだれにもあるけれど，それは本心？

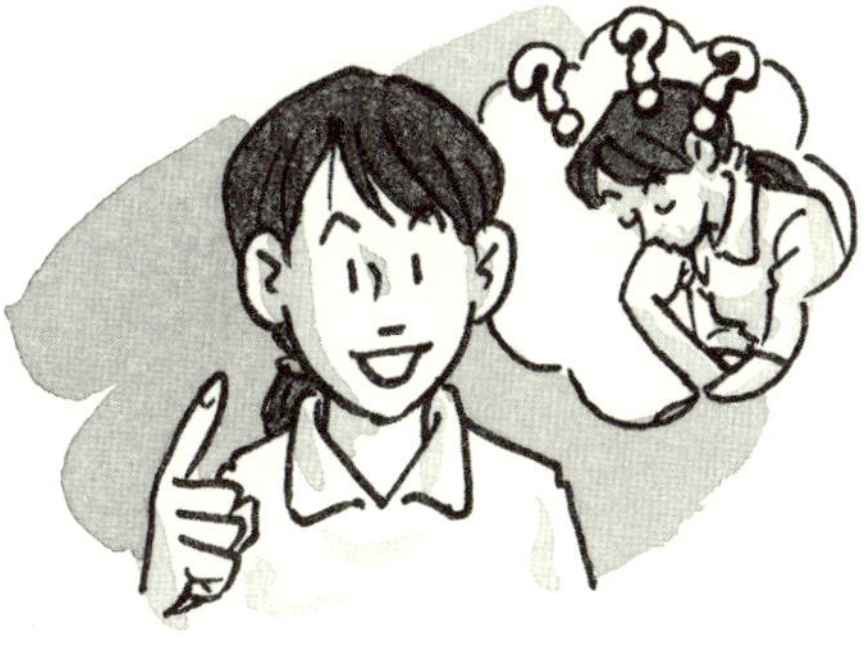

7 場面・目的・相手を明確に意識する

話すときには、次の7つのことを意識してみます。

「なぜ話すのか」

「だれに話すのか」

「いつ話すのか」

「どこで話すのか」

「なにを話すのか」

「どういう立場で話すのか」

「どのくらいの時間で話すのか」

この7つを話す前に考えてから、話す内容を練ります。

日常生活における雑談ならば、場面意識・相手意識・目的意識などはあまり求められませんが、歯科医院での話、とくに患者さんに対する話には、常に場面意識・相手意識・目的意識が求められます。

この3つの意識をもって、話の内容を考えて、組み立てや、話し方を工夫することによっ

３つの意識をもって話を組み立てる

場面意識 →どこで
相手意識 →だれに
目的意識 →なにを
なぜ
いつ
どういう立場で
どのくらいの時間で
← 判断力

どう ← 表現力

（NHK日本語センターテキスト参照）

て、話は確実にわかりやすくなります。

　歯科医院の場合、話に使える時間は限られていますので、簡潔で明快に話せるように、話す内容を整理します。

　その上で、おおよそ何分で話すのかを意識して、内容を練り、共有しておくとよいでしょう。

8 なぜ話すのか――目的を明確にする

「なぜ話すのか」という話の目的をはっきりさせると、話題も選びやすくなりますし、難しい話でも話が組み立てやすくなります。

歯科医院での話の目的は、次の3つです。

①情報を正確に伝えるため
②行動を起こさせるため
③患者さんをリラックスさせるため

治療前の話には、③の患者さんをリラックスさせる話も重要です。受付やチェアサイドで、リラックスさせる話があるかないかで、患者さんの治療前の気分も違います。

このリラックスさせる話には、話の組み立てなどは必要ありません。いかに話題を豊富に持つかがポイントです。

それぞれの患者さんの性別・年齢・タイプ・趣味などに合わせて、気軽な話題をいくつか用意しておけばよいのです。そうはいっても、話し手に関心がなければ話題も集まってきません。

歯科医院での話の目的

①情報を正確に伝えるため
・歯科医院の方針・治療方針・治療のメニュー・材料の説明
・予約の取り方・キャンセルのしかた・商品の説明……　など

②行動を起こさせるため
・治療を根気よく続けることをすすめる
・定期的な通院をすすめる
・食後の歯磨きをすすめる
・自費診療について説明する
・患者さんを紹介してもらうための取り組みを話す……　など

③患者さんをリラックスさせるため
・話題の準備　　例）健康に関する情報
歯によい食べ物・料理
地域の行事
・話題として避けたほうがよいもの
宗教・政治

新聞・雑誌・テレビ・インターネットで、患者さんとの気軽な話題として提供できそうなものを集め、そのつどノートにメモしておくと、タイムリーに活用できます。

共通の話題ができると、患者さんとの心の距離が近くなり、その後の説明も、患者さんが好意的に聞いてくれます。その結果、ぐ～んと話しやすくなります。

9 だれに話すのか――患者さんと話すときは……

一口に患者さんといっても十人十色。性別・年齢・タイプ・健康状態・精神状態、そして何よりも個々の患者さんの理解度に合わせて話をしなければ、どんなに話を組み立てて、スラスラと話しても何の意味もありません。

同じ大人の患者さんであっても、人により理解度は大きく異なります。相手の理解度に合わせた話が求められます。たとえば、内科の医師である患者さんに、むし歯の治療について説明するときと、医療にはまったく疎く専門用語を知らない患者さんに話すときとでは、使う言葉、話のスピード、表現、繰り返しの回数も変えなければなりません。

当然ながら、医療に疎い人や理解度が低い人に話すときには、簡単な言葉を使い、ゆっくり話す、図や写真などを活用する、繰り返しを多くするなどの工夫が必要になります。患者さんのタイプや状態、理解度に合わせた話し方を常に心がけていくと、患者さんにとって、「わかりやすい説明をしてくれる歯科医院」という評価が得られます。

そのためには、だれに話すのか、相手を分析した上で話すようにします。たとえば、左の図表のような分析をしてみましょう。

聞き手を分析する

性別	男性 or 女性
年齢	低年齢 or 高齢
タイプ	支配型 or 服従型
	几帳面型 or おおらか型
	結果重視型 or 過程重視型
	ストレート型 or 婉曲型
	目的志向型 or 状況対応型
健康状態	健康 or 不健康
精神状態	健康 or 不健康
知識	多 or 少
理解度	高 or 低
社会常識	高 or 低

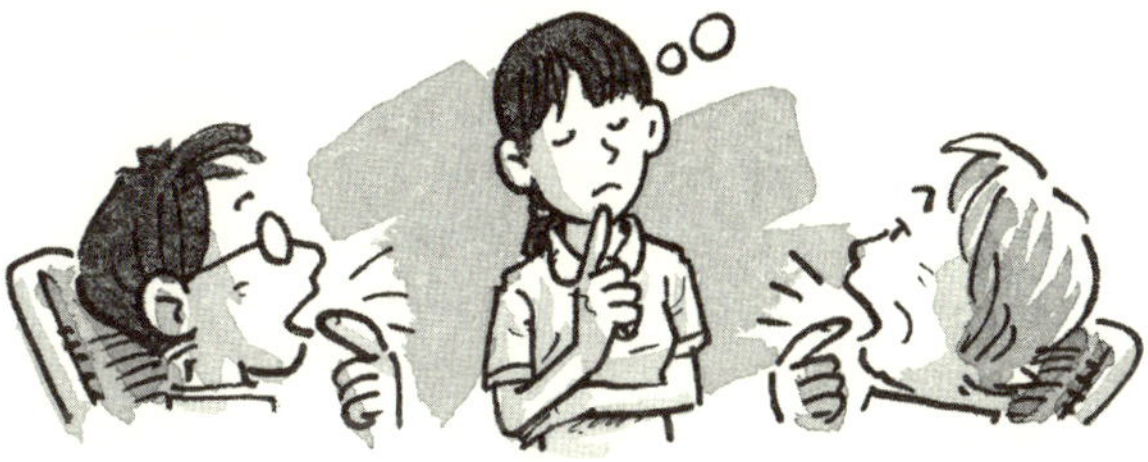

10 なにを話すのか——話す内容を整理する

「なぜ話すのか」「だれに話すのか」が決まったら、「なにを話すのか」を考えます。話の目的が行動を起こさせるためであれば、話す内容を整理することから始めます。一人ひとりの患者さんによって、伝えるべき内容は違いますが、いくつかのパターンを用意しておくとよいでしょう。

限られた時間の中で話すときに、まず大切なことは、なにを話して、なにを話さないのかという判断、つまり取捨選択です。

たとえば、「予約時間を守らない患者さんに守らせたい」という場合、

・だれ……予約時間を守らない患者さん

・なぜ……行動を変えてもらうため

が決まります。その上で、話す内容を整理し、取捨選択し、組み立てを考えます。

予約時間を守らない患者さんが多くて悩んでいるという歯科医院に「事前に対策をとっているか否か」を聞くと、ほとんどの歯科医院で、事前の対策をしていないという返事が返ってきます。

しかし、遅刻した患者さんにそのつど注意するのではなく、事前に予約時間を守ってほしい旨を伝えておくことのほうがはるかに楽です。

「予約時間を厳守してほしい」という目的意識をもとに、情報を整理し、取捨選択し、組み立てていけばよいのです。

予約時間を守らない患者さんへの話し方

例）「予約時間を守らない患者さんに，なにを伝えるのか」ということについて考えてみましょう。
「予約時間を厳守してほしい」という目的意識を元に，情報を整理・取捨選択・組み立てていきます。

○○さんのために 30 分時間を確保している
↓
○○さんが遅刻をしてくると，○○さんの治療時間が短くなる
↓
その結果，まとまった治療ができなくなる
↓
そして，通院回数が増える
↓
○○さんの負担が大きくなる

というように，あくまで患者さんの利益を考えた情報を取捨選択してみます。
間違っても「当院が迷惑します」というような話はしないこと。これが取捨選択です。

11 どのように話すのか——相手に合わせた話し方を

どのように話すのか、どのような言葉を選び、どのような表現を選ぶのか、どのような順番で話すのか、そして、どのような表情で、どのような声で、どのような口調で、どのような高さで、どのようなスピードで話すのか。そこに話し手のセンス・人柄が表れると前述しました。

同じ内容を伝えるのにも、どのように話すかによって、相手への伝わり方は違ってきます。キャッチボールでは、相手が受け取りやすい球を投げるように、言語表現も相手が受け取りやすい表現をしていくという意識が必要です。直球を受け止めるのが好きな人であれば、ストレートな表現をし、変化球ややわらかい球を受け止めるのが好きな人であれば、婉曲な表現をするように、相手が受け取りやすい表現をしていくのです。

テンポよい話が好きな人にはテンポよく、ゆっくりと話してほしい人にはゆっくりと。高い声が聞きやすい人には高い声で。低い声が聞きやすい人には低い声で。

自分が話したいことを自分の話したいように話すのではなく、相手が聞きたいことを相手が聞きやすいように工夫して話すのです。

「ありがとう」の表現を練習する

同じ言葉であっても，どのように話すのかによって，印象が大きく異なります。
場面にふさわしい「ありがとう」を練習してみましょう。

レッスン1

1　子どもの患者さんがお土産を持ってきてくれました。
→「ありがとう」

2　後輩スタッフがきれいに清掃をしてくれました。
→「ありがとう」

3　先輩スタッフがケーキを買ってきてくれました。
→「ありがとうございます」

4　治療を終えた患者さんから「あなたのおかげで，今日は痛みを感じなかったわ」といわれました。
→「ありがとうございます」

12 話し言葉は〝音の言葉〟

どのように話すのかを、もう少し詳しく考えていきましょう。

まず、話し言葉の特性を考えてみます。

言葉は大きく分けて、書き言葉と話し言葉の二種類です。

書き言葉は書く・読む言葉。話し言葉は話す・聞く言葉。そして、話し言葉は音の言葉です。音の言葉の特性は、一瞬、一瞬で消えていくもの。話した順に消えていきます。

読んでいく文章の場合は、途中でわからなくなったり、混乱したりすれば、前にさかのぼって何回でも読み直すことができます。

しかし、話し言葉は、瞬間、瞬間で、消えていってしまうので、聞き逃した場合に巻き戻しができません。そこで、書き言葉とは違う配慮が必要になってきます。相手が理解しやすい話の組み立てをし、話す順序にも気をつける必要が出てきます。

大事なことを話すときの工夫も必要になります。話し言葉の特性に注意しながら、わかりやすく話すコツを次項以降で紹介していきます。その前に、まず自分の話すクセをつかみましょう。

自分のクセを見つける

＊人から次のような指摘を受けたことはありませんか？

①話が長い	YES・NO
②話があちらこちらに飛んでついていけない	YES・NO
③なにがいいたいのかわからない	YES・NO
④話が飛躍しすぎる	YES・NO
⑤いつ切れるのかわからない	YES・NO
⑥結論から話してほしい	YES・NO
⑦要点だけかいつまんで話してほしい	YES・NO
⑧重要なことから話してほしい	YES・NO

＊３つ以上 YES があったら“音の言葉”を意識して話してみてください。

13 話にタイトルをつける習慣を

最後まで話を聞かないと、何についての話なのかがわからないことがあります。話のオチが最後にあったり、話があっちに飛びこっちに飛びで、要点がわからない話し方です。プライベートな会話では、そのような話し方もおもしろいのですが、仕事中にそうした話し方をすると、相手に負担を与え、混乱を招きます。逆に、話の初めに話の主題や輪郭を示すと、相手は聞く準備や理解する準備をすることができます。

話のタイトルというとわかりにくいかもしれませんが、新聞の見出しやメールの件名をイメージしてみてください。自分がこれから話すことに、メールの件名のように「○○について」というタイトルをつけるのです。

たとえば、デンタルフロスについて話す場合に「デンタルフロスは、いろいろな種類が出ていますが、その人によって使いやすかったり、使いにくかったりするようですが……」と話すよりも、「これからデンタルフロスについて説明します」というタイトルを示したほうが、患者さんは聞く準備や理解する準備をすることができるのです。

その結果、話がすっと頭の中に入っていきます。

わかりにくい話し方の例

「デンタルフロスは，いろいろな種類が出ていますが，その人によって使いやすかったり，使いにくかったりするようですが，歯と歯の間が狭い人は，あ，Ａさんみたいな人のことですが……」

↓ **わかりやすくタイトルをつけると**

タイトル	デンタルフロスについて説明します。
結　　論	
内　　容	

14

“結論を先に話す”を心がける

結論のわからない話、結論が想像できない話は、人をイライラさせたり、混乱させたりします。わかりやすい話をするには、常に結論を先に話すように気をつけることです。

ここで結論が最後になっている、テレビでのわかりにくい話の実例をあげてみます。東日本大震災後の計画停電のときのアナウンスです。

「東京23区のうち、○○区、○○区……」と、延々と地区がアナウンスされ、そして、最後に「以上の区は計画停電の範囲外です」という結論が述べられていました。結論にたどり着くまでの間、視聴者は緊張して、延々と区の名前を聞いていなければならなかったのです。結論を先にすると、「これから計画停電の区をお知らせします」となります。

次に、歯科医院でむし歯の数を伝えるときを例にあげてみましょう。

結論を最後にすると、「治療には時間がかかりますが、根気よく治していきましょう。上の８本と、下の８本以外の歯は全部むし歯です」となります。

結論を先にすると、「むし歯の歯は、全部で４本です。上の歯８本と下の歯８本は健康な歯です。治療には時間がかかりますが、根気よく治していきましょう」となります。

結論を先に話す

「むし歯が多いので治療には時間がかかりますが，根気よく治していきましょう。上の8本と，下の8本以外の歯は全部むし歯です」

↓ **わかりやすくタイトルと結論を示すと**

タイトル	お口の状態について説明します。
結　　論	（結論から申しますと）むし歯は４本です。
内　　容	（具体的に申しますと）上と下，２本ずつむし歯があります。 そのほかの上８本と，下８本は健康な歯です。

15 全体から具体へ話をすすめる

話のタイトルを提示し、結論を伝えたら、次は詳細について話します。

その詳細にも小見出しをつくると、話がぐんとわかりやすくなります。詳細の中身も整理し、大切な順番に小見出しをつくります。

その手順は、大切な順番に①小見出し→内容、②小見出し→内容とすすんでいきます。

たとえば、

・**タイトル**……デンタルフロスについてお話しします。
・**結　論**……結論から申し上げると、○○さんにはこちらのデンタルフロスがおすすめです。
・**詳　細**……小見出し／このデンタルフロスの特徴は3つあります。
内　容／細い、丈夫、長持ちする、の3つです。

日常会話でもこのような話し方の練習ができます。

時間のムダが減り、話の中身が凝縮され、相手に与えるストレスが減ります。

タイトルのつけ方を練習する

レッスン2

次の話を，タイトル・結論・理由にまとめてみましょう。

「Ａ社のＢさんにグローブを発注していたのですが，Ｂさんに何度連絡しても連絡が取れなかったのですが，いま連絡が取れまして，Ｂさんが注文されたことを忘れていたそうで，今日の午後グローブが着くそうです」

タイトル	
結　　論	結論から申しますと，
理　　由	理由を申しますと，

＊解答例は 45 ページ参照

16 〝一文一情報〟——一文を短くする

わかりやすく話すためには、一つの文を短くすることがポイントです。

「ワンセンテンスに一情報」と心がけてください。

助詞を何回も使ってつないでいくと、一文が長くなり、相手は最初に話された情報を忘れてしまいます。その上、わかりにくく、その結果、大きな行き違いを招く危険性もあります。この助詞でつないでいく話し方は、若い世代だけではなく、多くの人の間に広まってきていますので、要注意です。テレビを注意深く見ていると、ワイドショーの司会をするアナウンサーにまで広まってきています。

次に、わかりにくい話し方の例をあげておきます。助詞でつないでいく話し方です。

「○○歯科医院ですが、明日の予約ですが、3時からになっていましたが、3時半に先生に急用ができてしまって、時間を変更してほしいのですが、4時は間に合わないので、4時半にしてほしいのですが、先生が電話をして確認するようにいっているのでかけたのですが、都合はどうですか?」

極端な例のようですが、実際にこのような話し方をする人は少なくありません。

ワンセンテンスに一情報

レッスン3

次の話を，タイトル・結論・理由にまとめてみましょう。

「○○歯科医院ですが，明日の予約ですが，３時からになっていましたが，３時半に先生に急用ができてしまって，時間を変更してほしいのですが，４時半にしてほしいのですが，先生が電話をして確認するようにいっているのでかけたのですが，都合はどうですか？」

→解答例は 47 ページ参照

＊レッスン２の解答例

タイトル	グローブについてのご連絡です。
結　　論	（結論から申しますと）グローブは今日の午後到着予定です。
内　　容	（具体的に申しますと）A社の手違いで発送が遅れたそうです。

17 主語と述語を近づけよう

主語と述語を近づけて話すと、わかりやすい話になります。逆に、主語と述語が離れすぎると、だれがどうしたのかが、わかりにくくなります。

たとえば、次の文を口に出して読んでみてください。

「私は、山歩きが好きで、活動的で、面倒見がよく、だれにでもやさしい先生の経営する歯科医院で働いています」

おそらくほとんどの人が、途中まで、「私」という人物が「山歩きが好きで、活動的で、面倒見がよく、だれにでもやさしい」と、勘違いして聞くはずです。

主語（私）と述語（働いています）が離れすぎていることが原因です。

主語と述語を近づけると、「私は歯科医院で働いています」というわかりやすい文が出来上がります。その上で、「勤務している歯科医院の先生を紹介します」「先生は……です」とつなげていけばわかりやすい話し方になります。

①「タイトル」→②「結論」→③「詳細」という順番に加え、一文の中の主語と述語を近づけて話すと、相手に与える負担が減少し、難しい話もわかりやすくなってきます。

主語と述語を近づけると……

＊レッスン３の解答例

タイトル	○○歯科医院です。お願いのお電話です。
結　論	（結論から申しますと）明日の予約を４時半に変更していただきたいのです。
内　容	（具体的に申しますと）当院の院長に急用ができてしまいました。勝手なお願いで申し訳ありませんが，４時半のご都合はいかがでしょうか？
まとめ	申し訳ありませんが，明日４時半にお待ちしております。

注１）　相手にとって必要のない情報は省きます。

注２）　クッション言葉は省略していますが，実際の会話においては必要です。

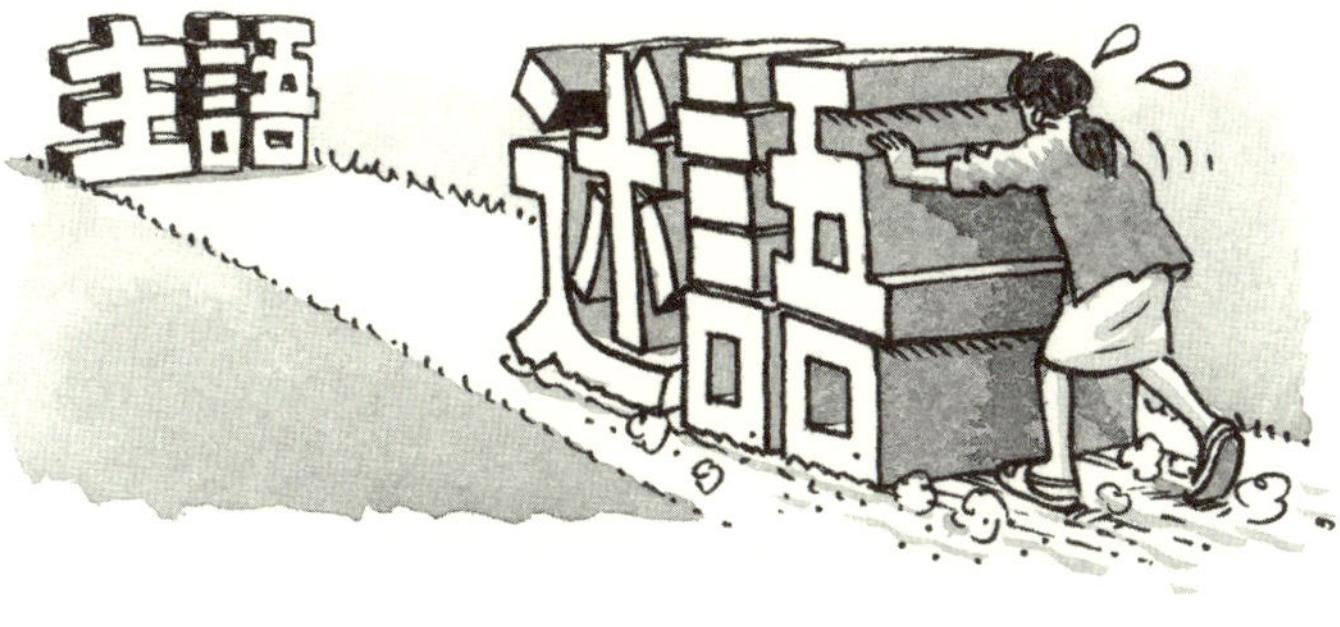

18 話の間を大切にしよう

話に間がなく、いわゆる立て板に水のような話し方は、話し上手のように思えるのですが、相手の印象に残らない場合が多くあります。

患者さんに話すときには、とくに話の間を取るように気をつけましょう。大事なことをいう前に「間」をおくと、患者さんに聞くための心の準備をしてもらうことができます。

「あ、これから先生は大事なことをおっしゃるのだな」

「これから、大事なことをおっしゃろうとしているのだな」

また、大事なことを話した後に間をおくと、患者さんに理解する時間をプレゼントしたことになります。大事な難しい話の場合には、理解するための時間が必要です。「その話はよく腑に落ちた」という表現がありますが、腑に落とすためには時間が必要なのです。

患者さんとその道のプロとの理解度には当然差があるのですが、ときに、プロのほうは相手も自分と同じ理解度があるように錯覚して、高速で、畳みかけてしまう場合があります。そのようなときにこそ、行き違いが起きやすくなります。大きな行き違いが起きないように、患者さんが腑に落とせるように、話の間を大切にしてみましょう。

間には２種類ある！

無意識の間……呼吸の間

レッスン４

間を意識して，次の文を話しかけるように読んでみましょう。

私は歯科医院で働いています（間）
患者さんによくいわれることがあります（間）
それは（間）「ここで働いている人はみんなやさしいね」
ということです（間）
これはなによりもうれしい言葉です（間）
患者さんに褒められたときは，院長やスタッフにも伝えて（間）うれしさを分けあっています。

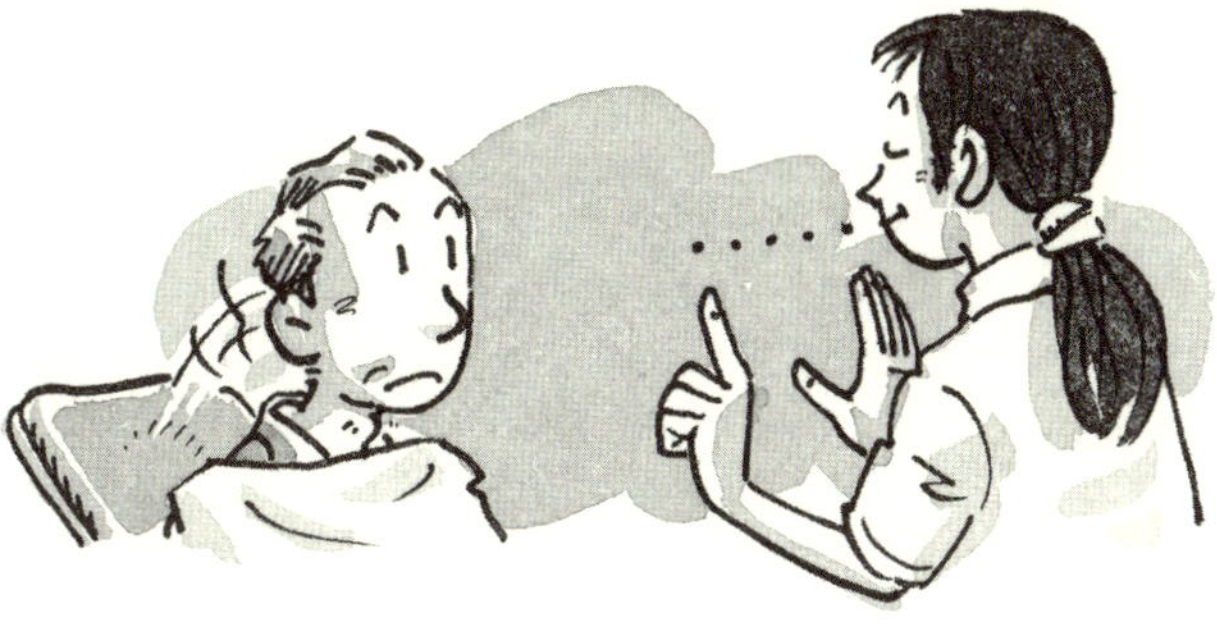

19 話のキーワードを意識する

日常の雑談は別として、テーマのある話には、キーワードが存在します。そのキーワードを意識して話すと、患者さんも、話の意図・ポイントを把握しやすくなります。

たとえば「これは隅々まで磨ける歯ブラシです」という一文を伝える場合、「これは」を強調するのか、「隅々まで磨ける」を強調するのか、「歯ブラシ」を強調するのかで、患者さんへの伝わり方が違ってきます。

キーワードを伝える際には、前述の「間」に加えて、その単語を心持ち高く、大きく、ゆっくり、ていねいに意識して伝えることがポイントです。

たとえば、治療法の説明をする際に、歯科医院側が強調して伝えたい治療法のキーワードを、間をおき、心持ち高く、大きく、ゆっくり、ていねいに伝えるのです。

「この長所は、なによりも、見た目も、感触も天然の歯に近い、自然だということです」という説明をする場合、「天然の歯に近い」「自然だ」がキーワードであれば、そのキーワードを意識して伝えるのです。そうすることで、患者さんは話を把握しやすくなりますし、歯科医院側がもっとも伝えたかったキーワードを理解しやすくなります。

発注時のキーワード

発注時の電話のキーワードは，歯科医院名・商品名・数量です。

このキーワードをしっかり伝えることが重要です。

まずは，歯科医院名をしっかり伝えることです。


「山岸歯科医院」なら「やまぎししかいいん」をしっかり伝えないといけません。

意識しないと,「やまぎしかいん」と聞こえてしまいます。

「やまぎし」の「し」(SHI) と,「しかいいん」の「し」(SHI) がくっついて聞こえてしまうのです。

「川西歯科医院」は「かわにしかいん」に
「井出デンタルクリニック」は「いでえんたるくりにっく」

「小出デンタルクリニック」も「こいでえんたるくりにっく」になってしまいます。


「名称」と「歯科医院」の間に間をおき,「歯科医院」の「し」を意識してはっきり発音してみましょう。

「デンタルクリニック」の場合も，「名称」と「デンタルクリニック」の間に間をおき，「デ」をはっきり発音してみましょう。

第2章

患者さんに好まれる話し方 13の法則

20 言葉づかいのセンスを磨こう

服装のセンスがよい人たちがいます。センスのよいものを身につけ、センスのよいコーディネートをして、自分も楽しみ、周りも楽しませてくれます。そうした人たちは、洋服や生地への知識も豊富です。たくさんの洋服を実際に手に取り、その中から自分に似合う洋服を選び、コーディネートを工夫し、そのセンスを身につけているのでしょう。

洋服選びにセンスが必要なように、言葉づかいにもセンスが必要です。どの場面で、どのような言葉を使うのか、そこにその人のセンスが表れます。

周りが使っているからと、言葉を吟味せずに、なんとなく使っていたのでは、センスは磨かれていきません。ワンパターンな服がつまらないように、ワンパターンな表現は退屈で、その人自身まで奥行きのない、薄っぺらな人のように見られてしまいます。

場所、場面、自分の立場、同行する人、時間帯によって、着ていく服を吟味するように、話す場の雰囲気や話す相手、話す内容によって、表現を工夫する姿勢が、センスを磨くことにつながります。センスのよい言葉は、洋服、時計、バッグ、アクセサリー以上にその使い手を輝かせてくれます。

ワンパターンな表現を言い換えると……

ワンパターンな例	言い換え例
「ございます編」	
山岸さんでございますか？	山岸さんでいらっしゃいますか？
こちらにご用意してございます。	こちらにご用意しております。
私，酒井でございます。	私，酒井と申します。
保険証をお持ちでございますか？	保険証をお持ちでしょうか？
ご質問はございますか？	ご質問はおありでしょうか？
「よろしいですか編」	
お名前よろしいですか？	お名前を承ります。
お電話番号よろしいですか？	お電話番号をお教えいただけますか？
ご住所よろしいですか？	ご住所をお書きいただけますか？
明日でよろしいですか？	明日のご都合はいかがでしょうか？
お水はよろしいですか？	お水をお持ちしましょうか？

21 話し言葉ではできるだけ和語を選ぼう

現在使われている日本語には、和語・漢語・カタカナ語・英語・和製英語など、さまざまな種類があります。

その分、豊かな表現が可能になりますが、書き言葉か話し言葉かによって単語を選んだほうがよいでしょう。

話し言葉の場合には、基本的に和語を選んだほうが相手に対して親切だといえます。それは、耳から聞いたとき、漢語よりも和語のほうがわかりやすいからです。なぜなら、漢語には同音異義語がたくさんあり、意味をとらえるのに時間がかかるからです。

たとえば「帰社」という言葉も、目で読む場合はすぐに意味がわかりますが、耳で聞くとすぐには理解できないものです。「貴社の記者が汽車で帰社した」などという言葉遊びがあるほど、同音異義語が多いからです。

したがって、取引先に電話をし、名指し人が不在だった場合、「○○さんは、何時ごろキシャされますか?」と尋ねるよりも、「何時ごろお戻りになりますか?」と尋ねたほうが、相手の理解を助けることになります。

同じように、患者さんに対して「次回は10時に来院されてください」というよりも、「次回は10時にお越しください」といったほうが、患者さんにとってわかりやすい表現となります。

わかりにくい同音異義語

以外・意外　好天・荒天
感心・関心・歓心
干渉・鑑賞・観賞・感傷・勧奨
喚起・換気・歓喜・乾期・寒気
家庭・課程・過程・仮定
会報・解放・開放・快方・介抱
移動・異動・異同　異常・異状
意見・異見　意義・異議

漢語を和語に言い換えると……

漢　語	和　語
初診ですか？	初めてでいらっしゃいますか？
記入していただけますか？	お書きいただけますか？
保険証をご持参ください。	保険証をお持ちください。
10時に来院してください。	10時にお越しください。
進呈いたします。	差し上げます。
選択してください。	お選びください。
送付します。	お送りします。

22 イメージのよい言葉を選ぼう

言葉には、よいイメージの言葉と、悪いイメージの言葉があります。

たとえば、「さらさら」はよいイメージの言葉。「ざらざら」は悪いイメージの言葉。もちろん、中立の言葉もありますが、それぞれの言葉のイメージを意識し、よいイメージの言葉を増やしていくと、その場の雰囲気が和みます。

歯科医院をはじめ、医療機関では、どうしても心が暗くなる言葉、心が重たくなる言葉が増えてしまいます。症状の説明のときや、治療の説明のときには、それは仕方がないことです。

それだからこそ、患者さんとのなにげない会話やあいさつのときには、明るい、よいイメージのある言葉を意識して使ってみるとよいでしょう。患者さんの顔にパッと明るさが広がったら、その言葉が歓迎された証拠です。

患者さんからプレゼントをいただいたとき、「わざわざすみません」と対応しているのを耳にすることがあります。「わざわざ」は、「必要もないのに、とくに意図的に事を行う様子」という意味もありますから、要注意の言葉です。

　そのような場面で〝わざわざ〟相手の心証を悪くする言葉を使う必要はありません。患者さんは〝歯科医院のみなさまに喜んでもらいたい〟という思いで、プレゼントを渡すのですから、笑顔で「お心づかいいただき、ありがとうございます」という対応をしたほうが、患者さんもうれしいでしょう。

イメージのよい言葉に言い換えると……

わざわざすみません	→	お心づかいいただき，ありがとうございます
そんな心配しないでください	→	お気づかいいただき，おそれいります
ちょっと待っていてください	→	ただいままいります
すみません	→	ありがとうございます
うっとうしいお天気ですね	→	緑が生き生きとしてきましたね
雨ばかりで滅入りますね	→	青空が恋しいですね
寒くて嫌になりますね	→	気持ちも引き締まるような寒さですね
携帯電話は禁止です	→	携帯電話はあちらでお使いいただけます
○○するとダメですよ	→	□□するといいですよ
○○すると時間がかかります	→	□□すると早くできます
○○だと効率が悪いです	→	□□だと効率がいいです
○○されると困ります	→	□□していただけるとありがたいです

23 語尾まできちんと話すようにしよう

日常の会話では、語尾をあえてぼかしたり、省いたりすることが、人間関係を円滑にするために効果的な場合もあります。

その代表例は「お電話が遠いようですが……」「失礼ですが……」という常套句です。「大きな声で話してください」「名前を先に名乗ってください」とストレートに伝えるよりも、婉曲で、やわらかく相手に響く常套句です。「お電話が遠いようですが……」といえば、相手が察して大きな声で話してくれます。電話を受けたとき、相手が名乗らない場合、「失礼ですが……」といえば相手は名乗ってくれます。

このように、日常の会話では、事を荒立てないためにぼかし表現は非常に便利です。しかし、患者さんへの説明の際は、語尾をはっきりさせる必要があります。語尾があいまいだと、日本語の構造上、結論があいまいになり、患者さんとの間で行き違いを生むおそれもあります。

その上、「自信がなさそう」「熱意がない」などのマイナスの評価をされるおそれもあります。自信のある態度で、語尾まで明快に話し、伝えたいことを明確に伝えましょう。

あいまいな表現をチェックしよう

レッスン5

次のあいまいな表現を，①を参考に言い換えてみましょう。

①私ではわからないんですが……

例：私ではわかりかねますので，ただいま確認してまいります。

②その歯ブラシはちょっと切らしているんですが……

③院長は治療中なんですが……

④保険証がないと全額負担なんですが……

(答えは 63 ページ)

24 ぼかし表現を避けるようにする

いわゆる「ぼかし表現」を多用すると、話の信憑性が薄れるほか、話の要領を得ない人という印象を与えてしまいます。

「ぼかし表現」とは「私的には、この歯磨剤とかのほうがわりとおすすめって感じです」などのように、言葉をぼかして断言を避ける表現です。近年、急速に広がった表現ですが、医療現場にはふさわしくありません。

医療現場では「私といたしましては、こちらの歯磨剤がおすすめです」というように、明快な表現が求められます。

「わりと」「～みたい」「～ぽい」「～な感じ」「一応」「ちょっと」「私的には」「とか」（フロスとかはやりますか？）「～のほう」（痛みのほうはありますか？）などを、仮に多用していたら、少しずつ減らしていきましょう。

「え～、敬語だと思っていました」という若い人もいますが、「とか」を多用する話し方は「とか弁」と呼ばれ、不要な「ほう」を多用するのは「ほうほう言葉」と呼ばれ、一般的には歓迎されません。

このようなぼかし表現が定着してしまっていると、一朝一夕には直りません。根気よく減らすことを心がけてください。焦らず、諦めず、減らしていく努力をしていくことです。ムダを省き簡潔な話し方で、説明すべきことを確実に伝えましょう。

レッスン5の言い換え例

次のあいまいな表現を，①を参考に言い換えてみましょう。

①私ではわからないんですが……

例：私ではわかりかねますので，ただいま確認してまいります。

②その歯ブラシはちょっと切らしているんですが……

ただいまそちらの歯ブラシは切らしておりますが，月曜日に入荷する予定です。

③院長は治療中なんですが……

院長はただいま診療中ですので，後ほどこちらからご連絡いたします。

④保険証がないと全額負担なんですが……

保険証をお持ちでないと全額負担していただくことになりますが，いかがなさいますか？

25 ファミコン言葉をやめよう

いわゆるファミコン言葉（ファミリーレストランやコンビニエンスストアで使われ、急速に広まった独特の言葉）は、新聞や雑誌、本でも違和感が指摘されていますが、未だに使っているところもあります。

代表的なファミコン言葉は「よろしかったでしょうか?」「こちら新製品になっております」「千円ちょうどからお預かりします」などです。

「よろしかったでしょうか？」……ファミリーレストランの中にも、「よろしかったでしょうか?」という表現を禁止しているところもありますが、この表現はまだまだ多用されています。過去形にすることで、丁寧さを出そうとしているようですが、場面に合わないワンパターンな使い方に、違和感を覚える人が多いのです。初めて許可を得る場面では「よろしいでしょうか?」と言い換えます。

「○○になっております」……「こちらが診察券になっております」「こちらが新商品になっております」などという表現にも要注意です。「こちらが○○です」と表現すればよいのであり、もっと丁寧に表現する必要があるときは、「こちらが○○でございます」と表現します。

「千円ちょうどからお預かりします」……「千円をお預かりします」「３００円をお返しします」とすれば違和感を与えない表現です。

ファミコン言葉と好まれない表現

〔ファミコン言葉の例〕

・よろしかったでしょうか
・○○になっております
・○○円からお預かりします
・お水のほうは大丈夫ですか
・お手洗いのほうは大丈夫ですか

〔その他，好まれない表現〕

・これって，○○じゃないですかぁ
・電動歯ブラシ？っていろいろ出ているじゃないですかぁ
・○○してもらっていいですか？
・改めてお知らせするというかたちになります
・ら抜き言葉
　（食べれる・見れる・出れる）
・れたす言葉
　（食べれれる・見れれる・出れれる）
・いわゆる若者言葉
　（超〜・ヤバイ・マジ・マジっすか・なにげに・微妙に・っていうか・なんつぅか）

26 会話のノイズを減らそう

会話のノイズというのは、会話の邪魔になる雑音のことを指します。

具体的には「あの～」「その～」「お～」「ってゆうか」「え～と」「え～」「なんか」「なんていえばいいか……」などです。

人になにかを話しているとき、次の言葉がなかなか出てこずに、言葉を探しているときにノイズが出やすくなります。

これらは口ぐせになっている場合が多いのですが、本人は気がついていない場合のほうが多いのです。それは、本人は一生懸命に次に話すことを考え、次の言葉を探しているからです。

中には、会話の半分がノイズの人すらいます。会話の半分がノイズということは、相手の貴重な時間をノイズで奪っていることになります。ノイズもなかなか直りませんから、根気よく減らしていくことを心がけましょう。

一般的に、通信手段が増え、会話量が減っています。会話量が減れば、それだけ会話力を磨く機会も減り、言葉が出てこなくなり、その結果、ノイズも増えてきます。対策として、院内の会話を増やすことを心がけるのも、ノイズを減らすひとつの方法です。
ノイズのない話は、相手に伝わりやすくなり、会話中のムダな時間も短縮できます。話の効率も作業の効率も上がり、いいことづくめです。

信頼を損ねる漢字の読み違い

慣用句のいい間違い・漢字の読み間違いも，信頼感を損ねてしまいます。
間違えがちなものを，次に紹介します。

＜いい間違い・読み間違い＞

①帽子を目深にかぶる　○まぶか　×めぶか
②婉曲な表現　○えんきょく　×わんきょく
③柔和な人柄　○にゅうわ　×じゅうわ
④相殺してください　○そうさい　×そうさつ
⑤琴線に触れる　○きんせん　×ことせん
⑥一段落したら休む　○いちだんらく　×ひとだんらく

＜慣用句などの言い間違え＞

① ○的を射たご意見　×的を得たご意見
② ○出る杭は打たれる　×出る釘は打たれる
③ ○絆が強まる　×絆が深まる
④ ○名誉挽回　×汚名挽回
⑤ ○怒り心頭に発する　×怒り心頭に達する
⑥ ○言葉を濁す　×口を濁す

27 Iメッセージを上手に利用する

Iメッセージも、ずいぶんと紹介されるようになりましたし、2006年に出版した拙著『患者さんの心と信頼をつかむコトバづかいと話し方』(クインテッセンス出版刊)でも触れましたので、すでにご存知の方も多いことでしょう。

自分を主語にし、相手に自分の気持ちを伝える表現方法です。いいにくいことを伝えるときに有効だとされています。たとえば、患者さんに対して「キャンセルなさるときには、(あなたは)連絡をしてください」というのは、患者さんを主語にしたYOUメッセージです。「キャンセルなさるときには、ご連絡をいただけると(私は)安心します」というのは、自分を主語にしたIメッセージです。

例にあげたこの2つの表現を比べてみると、どちらがやわらかく患者さんに伝わるのかは明らかです。さらに、「安心します」という気持ちを伝えることにより、「連絡がないと心配だ」という、患者さんを思いやるやさしい気持ちも伝わります。

褒めるときにも有効です。たとえば、ブラッシング指導をした患者さんに対して「きれいに磨いていますね」というのは、YOUメッセージ。「きれいに磨けていて、私も張り合いが出ます」というのがIメッセージです。人が人に心を開くのは、自分に対する評価を伝えられたときではなく、自分への気持ちを伝えられたときです。

Iメッセージに言い換える

レッスン6

Iメッセージに言い換えてみましょう。

①定期的に検査にきてください。

②今回は，歯がピカピカですね。

③いつも約束を守ってくれますね。

〔レッスン6の言い換え例〕

①定期的に検査にきてくださると，よい状態が維持できますので，私どもも安心です。

②歯がピカピカに磨けていて，私も張り合いが出ます。

③いつも約束を守ってくださるので，うれしいです。

28 自分の声を意識し、磨き上げよう

複数のアンケートによると、自分の声が好きな人は本当にわずかで、ほとんどの人が自分の声は好きではないと答えます。いくら好きでなくても、自分の声は、声帯に手を加えない限り変えることはできません。自分の顔が好きでなくても、一生付き合っていかなければならないように、自分の声も一生付き合っていかなければならないのです。

変えられないのであるなら、変えられない声を嘆くよりも、自分の声を生かしながら、よりよい声が出せるように努力したほうが、充実した生活を送ることができるでしょう。

「よい声」と一口にいっても、好みは人それぞれですが、アンケートで常に上位にいる福山雅治や仲間由紀恵の声は参考になります。両者とも深みがある声です。

彼らのような声を真似することはできませんが、相手に好感を与える声に関心を持つことが、よい声を発するための第一歩となるでしょう。

他の科よりも歯科での声の影響力は強いものです。それは、治療中、患者さんは目を閉じているためで、視覚情報がなくなる分、聴覚情報を集めようとするのです。自分の声を磨いていくことは、歯科医院経営にとってもよい影響を及ぼすでしょう。

自分の息の長さは……

レッスン7　自分の息の長さを知る

「天気予報です」この一文は約1秒です。一息で何回「天気予報です」がいえるか試してみましょう。
ベテランアナウンサーによると，15回いえればよいそうです。10回未満だと息が短すぎ，会話の中で息継ぎが多くなりすぎるでしょう。息継ぎが多すぎる話は，相手も聞き取りにくくなります。

レッスン8　息を長くする練習

息を長くするためには，次の練習をしてみましょう。
①息を吐き，たっぷり吸い，5秒止め，「あ～」を10秒
……第1週
↓
②息を吐き，たっぷり吸い，10秒止め，「あ～」を20秒
……第2週
↓
③息を吐き，たっぷり吸い，10秒止め，「あ～」を30秒
……第3週

29 第一声をはっきり発音しよう

歯科医院での第一声は「おはようございます」「こんにちは」です。

この第一声を聞きとりやすく、感じよく出せると、患者さんに与える印象もよくなります。普通、話を始めるときには、つい息を吸いたくなってしまいますが、まず吐くことからはじめます。しっかり息を吐いて、たっぷり吸ってから「おはようございます」「こんにちは」と話し始めます。

その次に、「おはようございます」を母音だけで発音してみます。

「おはようございます」を母音だけで練習をすると、「おあおうおあいあう」になります。

これは、劇団四季で行っている練習方法です。

ライオンキングに出演している俳優から、直接話を聞く機会があったのですが、劇団四季では、まず、すべてのせりふを母音だけで練習し、その上で、普通のせりふの練習をするそうです。私たちは、舞台俳優ではありませんから大きな口を開ける必要はありませんが、母音を大事にした発音は、聞きとりやすく、響きもきれいですので、医療関係者にはおすすめです。

小さい声を届く声に……

レッスン9　小さい声を届く声にする練習

①母音は，声を遠くに運んでくれますので，声の小さい人にはとくにおすすめの練習です。

≪母音だけの練習≫

「おはようございます」　→　「おあおうおあいあう」
「こんにちは」　→　「おんいいあ」
「よろしく」　→　「おおいう」
「おねがいします」　→　「おえあいいあう」
「いかが」　→　「いああ」
「なさいましたか」　→　「ああいあいああ」

②ひそひそ声でいってみましょう。

「おはようございます」
↓
息を使い，大きなひそひそ声でいってみましょう。
「おはようございます」

30 声の高低・大小を意識しよう

日本人の平均の声の高さは、女性の場合ピアノの中央ハ長調の「ド」あたりで、男性は1オクターブ下だという研究報告があります。

お客様と話す際、「ドレミファソラシド」の「ソ」の音を出すようにと指導している企業が多いのですが、平均の高さよりかなり高いことになります。歯科医院では、企業のように無理をして高い声を出す必要はありません。逆に、高すぎる声、明るすぎる声はふさわしくありません。それは、相手が患者さんだからです。痛みがひどいとき、不安なとき、自分の感情とあまりにもかけ離れた声は、患者さんに違和感を与えます。

声の大きさにも注意したいところです。大きすぎる声も小さすぎる声も、患者さんに負担をかけます。小さいより大きいほうがよいと思いがちですが、大きな声で一本調子に話されるのを苦痛に感じる人も多いのです。沿線に大学が多く、若い人が数多く利用する電車のアナウンスで、「お客様同士、大きな声で話すのは控えてください」と、昼間頻繁に流れます。大きな声で話す人が増え、それがトラブルの元になっているのです。

声の高低・大小を、患者さんに合わせて調整してみましょう。

大きな口を開けるよりも唇と舌の動かし方が大事！

歯科医院では，必ずしも大きな口を開けて話さなくても大丈夫です。

演劇などの舞台での話し方では，大きな口を開けて話しますが，私たちが，日常の場面で，「あ」「い」「う」「え」「お」の見本の口の開け方にそって，舞台俳優のような大きな口を開ける必要はありません。

まして，マスクをして話す場合は，実際に大きな口を開けて話すのは無理です。

　大切なのは――
- 唇の動かし方
- 舌の動かし方
- 息の吐き方

です。

レッスン 10
下の「ぱ・ら・ぴ・り・ぷ・る・ぺ・れ・ぽ・ろ」は，唇と舌の運動で，アナウンサーも行っている運動です。ぱ行は唇の動き，ら行は舌の動きの運動になります。最初はゆっくり。だんだんスピードを上げてどうぞ。

「ぱ・ら・ぴ・り・ぷ・る・ぺ・れ・ぽ・ろ」

31 聞き返されたら子音をはっきり発音しよう

これは、歯科医院で働く女性の体験談です。「患者さんに聞き返されたので、大きな声でいい直しました。すると患者さんは〝私は耳は遠くない。はっきり発音してくれ〟と怒ったようにいわれました」――このスタッフは、聞き返されたので、声が小さかったのかと思い、大きな声で言い直したのですが、患者さんが求めていたのは、大きな声ではなく、はっきりした発音だったのです。女性の発音が悪いのに、患者さんは自分の耳が悪いことにされ、その上、いきなり大きな声で話され不愉快になったわけです。

聞き返された場合は、まずマスクをとる、それができない場合はマスクをずらす、その上で、子音を意識してはっきり発音してみましょう。

たとえば「パソコン」といったときに聞き返されたら、相手には「p」が聞こえず、「アソコン」と聞こえているおそれがあります。この場合、パピプペポの「p」の音に勢いをつけて発音すると、はっきりと相手に届きます。聞き返されることの多い人は、息を吐き、たっぷり吸い、子音に勢いをつけて発音をしてみましょう。聞き返される回数が減ることを実感されるはずです。

子音をはっきり発音するには……

レッスン11

テンポよくいってみましょう。

かけきくけこかこ	させしすせそさそ
↓	↓
けきくけこかこか	せしすせそさそさ
↓	↓
きくけこかこかけ	しすせそさそさし
↓	↓
くけこかこかけき	すせそさそさしす
↓	↓
けこかこかけきく	せそさそさしすせ
↓	↓
こかこかけきくけ	そさそさしすせそ
↓	↓
かこかけきくけこ	さそさしすせそさ
↓	↓
こかけきくけこか	そさしすせそさそ
↓	↓
かけきくけこかこ	させしすせそさそ

32 語尾をやさしくいってみよう

語尾を強く発音すると、怒っていなくても、怒っているような印象を与えます。

たとえば「こちらでよろしいでしょうか↙」と、語尾が下がれば、謙虚な印象を与えますが、「こちらでよろしいでしょうか！」と語尾が強く跳ね上がると、怒って、トゲトゲしくいっているような印象を与えます。

一般に、忙しいとき、心の余裕がないとき、イライラしているときに、語尾を強く発音してしまいがちです。しかし、心のブレーキがきかずに、語尾を強く発音してしまうと、患者さんに「怖い人」「威圧的な人」「ゆとりのない人」「相手意識のない人」などという印象を与えてしまいます。

これでは、どのようにレベルの高い敬語を使っていても、台無しです。

お坊さんであると同時に、詩人であり、書家であり、歌人でもあった良寛和尚は「すべて言葉はしみじみいうべし」と語っています。おだやかに、しみじみと話しなさいということです。

「すべて言葉はしみじみいうべし」――私自身も、心に留めている言葉です。

語尾をやさしく発音すると……

レッスン 12

次の言葉を語尾を，やさしくしていってみましょう。

1　こちらでよろしいでしょうか？

2　次回は保険証をお持ちください。

3　○○さんのご紹介でいらっしゃったのですか？

4　こちらで用意しましょうか？

5　どうぞお使いください。

6　どのようなことでもお聞きください。

7　どのようにいたしましょうか？

8　どうぞお大事になさってください。

第3章

正しい敬語の使い方 11の法則

33 敬語の使用も表現の選択のうち

医療機関での敬語の使用は二極化しています。ていねいな表現を心がけ、研鑽を重ねている医療機関が増えている一方、未だに耳を疑うような表現をしている医療機関もあります。

それぞれの医療機関の考えもありますし、患者さんに対して敬語を使うことに強い抵抗感がある医療関係者もいますから、一概に敬語の使用をすすめることはできません。

ただ、患者さんからの尊敬と信頼を集めている医師を見る限り、患者さんに対してどの医師も温かなまなざしを向け、きちんと敬語を使い、患者さんを尊重する姿勢を態度と言葉づかいで表現しているのが印象的です。

患者さんに対して敬語を使うか、使わないかは、外部から強制されるものではありません。自分たちの歯科医院として、どうするのかを選んでいくものです。個人経営の歯科医院の場合は、院長先生の考え方によるところが大きいでしょう。

ただ「敬語を使わせたいけれど、敬語を使えないスタッフがいる」「いわゆるバイト語を敬語だと思い込んでいるスタッフがいる」という場合は、早急に教育し指導していくべきです。

一般的には、敬語の使い方により、その使い手の知性、人格、コミュニケーション力、人間としての成熟度、マナーなどが判断されます。また、その職場の姿勢、意識、教育力、ひいては院長先生の指導力などが判断されます。

敬語の使い方から使い手が判断されること

- 知　性
- 人　格
- コミュニケーション力
- 人間としての成熟度
- マナー

スタッフの敬語力から歯科医院が判断されること

- 患者さんに対する基本的な姿勢
- 職場の意識
- 職場の教育力
- 院長の指導力

34 知っておきたい敬語の種類①

現在、敬語は5分類されています。その他に、準敬語と呼ばれるものもあります。

①**尊敬語**／相手側または第三者の行為・ものごと・状態などについて、その人物を立てて述べるもの。

〈例〉いらっしゃる　おっしゃる　なさる　召し上がる　お使いになる　ご利用になる
お名前　ご住所　お忙しい　ご立派　ご家族　お体　ご高配　ご賢察　貴社

②**謙譲語Ⅰ**（「伺う・申し上げる」型）／自分側から相手側または第三者に向かう行為・ものごとなどについて、その向かう先の人物を立てて述べるもの。

〈例〉伺う　申し上げる　お目にかかる　差し上げる　お届けする　ご案内する
（立てるべき人物への）お手紙　おはがき　ご説明　お見舞い　ごあいさつ　御礼

③**謙譲語Ⅱ**（丁重語）（「参る・申す」型）／自分側の行為・ものごとなどを、話や文章の相手に対して丁重に述べるもの。

〈例〉参る　申す　いたす　おる　存じる
拙著　小社　小考　弊社　幣店　拙宅　拙作　拙文　卑見　粗品　粗茶　粗餐

敬語力をチェックしよう①

レッスン 13

次の空欄を埋めてみましょう。

原　型	尊敬語	謙譲語
会う	お会いになる	②＿＿＿＿＿ お会いする
言う	①＿＿＿＿＿	申し上げる ③＿＿＿＿＿
行く	いらっしゃる おいでになる	④＿＿＿＿＿ ⑤＿＿＿＿＿
いる	いらっしゃる おいでになる	おる
思う	お思いになる	存じる
借りる	お借りになる	⑥＿＿＿＿＿ お借りする
聞く	お聞きになる	⑦＿＿＿＿＿ お聞きする

（答えは 87 ページ）

35 知っておきたい敬語の種類②

④**丁寧語**／話や文章の相手に対してていねいに述べるもの。
〈例〉です　ます　ございます
⑤**美化語**／ものごとを美化して述べるもの。
〈例〉お酒　お料理　お椀　お茶碗　お茶　おつり　お寺　お盆　お菓子　お金
お昼　お話

〈準敬語〉

①**改まり語**
〈例〉本日　昨日　一昨日　明日（みょうにち）　明後日　本年　昨年　一昨年
このたび　こちら　そちら　どちら　先ほど　後ほど　誠に　何とぞ
②**クッション言葉**（会話のクッション役をする言葉）
〈例〉おそれ入りますが　お手数をおかけいたしますが　お忙しいところ申し訳ありませんが　お役に立てずに申し訳ございませんが　ご都合がよろしければ　あいにく　せっかくですが　申し上げにくいことですが　お差し支えなければ

敬語力をチェックしよう②

レッスン13の続き

次の空欄を埋めてみましょう。

原　型	尊敬語	謙譲語
来る	おいでになる いらっしゃる ⑧＿＿＿＿	まいる
知る	⑨＿＿＿＿	存じ上げる ⑩＿＿＿＿
する	⑪＿＿＿＿	⑫＿＿＿＿
尋ねる	お尋ねになる	⑬＿＿＿＿ お尋ねする
食べる	⑭＿＿＿＿	⑮＿＿＿＿
見る	⑯＿＿＿＿	⑰＿＿＿＿

〔レッスン13の答え〕

①おっしゃる ②お目にかかる ③申す ④うかがう ⑤まいる
⑥拝借する ⑦うかがう ⑧お越しになる ⑨ご存じ ⑩存じる
⑪なさる ⑫いたす ⑬うかがう ⑭召し上がる ⑮いただく
⑯ご覧になる ⑰拝見する

36 敬語のレベルを意識しよう

人間関係を円滑にしていくひとつのコツ、そして、患者さんとの信頼関係を築いていくひとつのコツは、相手の期待からはずれない表現をしていくことです。

たとえば、患者さんとして来院した男性が、会社の社長さんだったとしましょう。その男性に対して「〇〇さん、お口を開けてくださいねぇ〜」などと表現したら、相手は違和感を覚えるでしょう。また、職場で敬語について厳しくトレーニングされている女性に対して、「すいません、お名前いただけますぅ？」などという間違い敬語&敬意不足の表現をしたら、相手は不信感を抱くことでしょう。

患者さんが求める敬語のレベルを意識することが、患者さんの満足度をあげることにつながります。

講演で地方を訪れたとき、私は必ずデパートと庶民的な食堂へ行きます。そこで、その地域の敬語のレベルや接客レベルを感じることができるからです。そのレベルを考慮した上で話をするようにしています。

たとえば、食堂の接客のレベルの高さで話題になったことがある四国の某県、実際にその県を訪れてみると、デパートでも、食堂でも、敬語のレベルの高さはもとより、接客レベルの高さに感心します。この地域のように、地域全体の敬語のレベルが高いところにある歯科医院は、それ相応の表現をしたほうが患者さんの満足度向上につながります。

「これでいい？」にも6つのレベル

① これでいい？
↓
② これでいいですか？
↓
③ こちらでよろしいですか？
↓
④ こちらでよろしいでしょうか？
↓
⑤ こちらでよろしゅうございますか？
↓
⑥ こちらでよろしゅうございましょうか？

歯科医院はいわゆるサービス業とは違いますから，患者さんも⑤⑥の応対は求めていません。歯科医師会などの講演やセミナーで，「どのレベルの敬語を使っていますか？」と挙手をお願いすると，③と④に集中しています。①，⑤，⑥は現在のところ0人です。

37 敬語のレベルに合わせて表現にも工夫をしよう

同じことを言い表すのにも、敬語のレベルに加え、いろいろな表現があります。

保険証の提示を求める場合にも――

①保険証を出してください。

②保険証をお出しください。

③保険証をお預かりいたします。

④保険証を持ってきましたか？

⑤本日、保険証をお持ちでしょうか？

問診表への記入を依頼する場合も――

①問診表に書いてください。

②問診表にお書きください。

③問診表に書いていただけますか？

④問診表にお書きいただけますか？

このようにたくさんの表現がありますから、歯科医院の地域性、患者さんの層、歯科医院が目指す接遇レベルによって使い分けていけばよいのです。

ただ、たくさんの表現があることを知らずに、ワンパターンな表現をしているのはいただけません。まずは、たくさんの表現を言葉の引き出しに入れてみましょう。

避けたほうがよい表現

レッスン14

次の表現のうち，避けたほうがよい表現はどれですか？

〔用件を聞くとき〕
①どんな用ですか？
②アポは取っていますか？
③どのようなご用件でしょうか？
④ご用件を承ります。

〔電話の声が聞き取れないとき〕
①大きな声で話してください。
②声が小さくて聞こえないんですが……
③電話が遠いようでございます。
④電波の状態が悪いようでございます。

〔レッスン14の答え〕
両方とも，①と②が不適切

38 依頼表現の変化に気をつけよう

同じことを表現するのにも、たくさんの表現方法があることは前述しました。時代とともに、好まれる表現方法も変わってきています。

現在、とくに注意していただきたいのは、依頼表現の変化です。

とりわけ「～してください」の使い方は要注意です。一般のビジネスで、目上の人に対して「～してください」という表現は減少傾向にあります。

また、医療機関でも「〝ください〟は命令形であるから、患者さんに対して使ってはいけない」と徹底している病院もあります。

とくに「接遇向上委員会」をつくり、積極的に学習をしている医療機関では、表現に配慮しています。

具体的には「～してください」から、「～していただけますか？」「～していただけませんか？」「～してくださるようお願いします」などの表現を使うように変化してきています。

もちろん、「～してください」がふさわしいときもあります。そのようなときは「ください」が強く響かないように、「さい」をやさしく発音することがコツです。

覚えておきたい他称と自称

	他称	自称
会社	貴社　御社	弊社　小社　当社
医院	貴院	弊院　当院
団体	貴会　貴協会	弊会　本会
家	貴家　尊家　貴宅　貴邸	拙宅　小宅
場所	貴地　御地	弊地　当地
名前	お名前　ご芳名　ご高名	名前
人	方（ご担当の方）	者（担当の者）
複数	ご一同　お二方　各位	一同　両名 私ども
父	お父様　ご尊父様	父
母	お母様　ご母堂様	母
両親	ご両親　ご両親様	両親
夫	ご主人　ご主人様	夫
妻	奥様　ご令室　ご令室様	妻
息子	ご子息　ご子息様　ご令息	息子
娘	お嬢様　ご息女　ご令嬢	娘

39 クッション言葉をうまく使おう

会話の際のクッション役をし、会話を円滑にすすめる言葉を「クッション言葉」といいます。

患者さんへの会話はもとより、院内のスタッフ同士の会話にも有効です。会話のはじめに、相手に配慮したひと言があると、相手は続く言葉を受け入れやすくなります。

クッション言葉はたくさんありますが、代表的なものを次にあげておきます。

・**尋ねるとき**　→おそれ入りますが／お差し支えなければ／よろしければ
・**依頼するとき**　→お手数をおかけいたしますが／ご面倒だとは思いますが／お忙しいところ申し訳ありませんが
・**断るとき**　→お断りするのは大変心苦しいのですが／お役に立てずに大変申し訳ないのですが／あいにく
・**確認するとき**　→行き違いかもしれませんが／念のため確認させていただきたいのですが

クッション言葉と敬語表現

レッスン 15

次の①～③を，クッション言葉＋敬語表現にしてみましょう。

①問診表への記入の依頼をするとき

②相手の携帯番号を尋ねるとき

③診療時間が過ぎてから来院した人を断るとき

（答えは 97 ページ）

40 患者さんの能力を問うような質問はしない

人は、自分の能力を問われるような質問には不快感を抱きます。そのため、深く考えずに、患者さんの能力を問うような質問をしてしまうと、「ばかにされた」「子ども扱いされた」などと受け止める患者さんもいて、あとあとの関係にも影響を及ぼしかねません。

「ただいまの説明で、ご理解いただけましたか?」「おわかりになりましたか?」などという質問を耳にすることもありますが、これも、理解力を試されているような印象を与えるおそれがあります。

「説明不足の点はありませんでしたでしょうか?」「言葉が足りない箇所はありませんでしたでしょうか?」「もう一度、説明したほうがよい箇所がありましたら教えてください」などと、自分側の説明の良否を尋ねるかたちにすれば、患者さんに不快感を与えずに、患者さんに理解してもらえたかどうかを知ることができます。

表現を少し工夫するだけで、相手に与える印象がガラリと変わるのです。

ふだんから、相手の立場、気持ちに思いを馳せ、言葉を吟味して自分の引き出しに入れておくと、忙しいときも言い損ないが減っていきます。

レッスン 15 の解答例

次の①～③を，クッション言葉＋敬語表現にしてみましょう。

①問診表への記入の依頼をするとき

お手数をおかけいたしますが，こちらの問診表にお書きいただけますか？

②相手の携帯番号を尋ねるとき

お差し支えなければ，携帯電話の番号をお教えいただけますか？

③診療時間が過ぎてから来院した人を断るとき

せっかくお越しいただきましたのに大変心苦しいのですが，先ほど診療時間が終了いたしました。本当に申し訳ございません。

41 間違い敬語／二重敬語に注意！

間違い敬語を聞かない日はないほど、間違い敬語が氾濫しています。謙譲語を尊敬語として間違って使っている例、謙譲語を丁寧語として間違って使っている例、いわゆる二重敬語などです。

間違い敬語の中でも、とくに注意が必要なのは、相手を不快にする間違い敬語です。詳しい説明は後述しますが、相手を不快にしてしまっては、信頼関係の構築は難しくなります。どのような間違い敬語があるのか、この機会に確認しておきましょう。

＜二重敬語＞

一つの単語を二重に敬語化した単語を二重敬語と呼びます。たとえば「お読みになられる」は、「読む」を「お読みになる」と尊敬語にした上で、さらに尊敬語の「れる」を加えたもので、典型的な二重敬語です。これは、敬語を使い慣れない人が使いがちですが、一つの単語を二重に敬語化したからといって敬意が増すものではありません。

二重敬語の例として「院長がお読みになられました」「患者さんがおっしゃられていました」「お越しになられました」「ご覧になられました」などがあります。

よく耳にする二重敬語

×「お読みになられる」　「お読みになる」＋「れる」

×「おっしゃられる」　「おっしゃる」＋「れる」

×「ご覧になられる」　「ご覧になる」＋「れる」

×「お越しになられる」　「お越しになる」＋「れる」

文化庁が認める二重敬語

一つの単語を二重に敬語化した単語を二重敬語と呼びますが，勘違いした記述を目にすることがあります。このような勘違い本は，文化庁での話し合いでも話題にのぼりました。
それは，一つの文に複数の敬語が使われたものを二重敬語としている記述です。一つの文に敬語がたくさん使われていても二重敬語とは呼びません。
なお，定着しているものとして文化庁の『敬語の指針』では，「お召し上がりになる」「お見えになる」「お伺いする」「お伺いいたす」「お伺い申し上げる」を認めています。

次の例は，いずれも二重敬語ではなく，正しい表現です。

○お変わりなくお過ごしでしたか？
○お暑うございますが，ご体調はいかがでいらっしゃいますか？
○ご気分がすぐれないときは，いつでもおっしゃってください。

42 間違い敬語／尊敬語と謙譲語の混同に注意①

(1) 尊敬語と謙譲語の区別ができていない誤り

高めるべき相手の行為は、尊敬語を使って表現するべきですが、謙譲語を尊敬語と勘違いして使っている間違いがあります。高めるべき相手の行為を謙譲語で表現するのは、相手に対して大変失礼ですので、注意しましょう。

＜間違い例＞

書類を拝見してくださいましたか

受付でうかがってください

どうぞいただいてください

＜正しい言い換え例＞

↓書類をご覧くださいましたか

↓受付でお聞きください

↓どうぞ召し上がってください

(2) 謙譲語のあとに尊敬語をつけ、尊敬語のつもりで使っている誤り

謙譲語のあとに尊敬語をつけても、尊敬語にはなりません。

＜間違い例＞

○○さんが申されました

いかがいたされますか

＜正しい言い換え例＞

↓○○さんがおっしゃいました

↓いかがなさいますか

間違い敬語をチェックしよう

レッスン 16

次の表現は正しいですか？
正しい表現には○，間違っている表現には×を書きましょう。

①（　　）こちらのレントゲンを拝見してください。
②（　　）院長にお聞きくださいますか？
③（　　）院外薬局で薬をいただいてください。
④（　　）ご主人が申されていましたが……
⑤（　　）次回の予約はいかがなさいますか？
⑥（　　）連休はどちらかへいらっしゃいますか？
⑦（　　）○○さんがおっしゃられていました。

（答えは 103 ページ）

43 間違い敬語／尊敬語と謙譲語の混同に注意②

(3)「お／ご〜する」という添加形式の謙譲語を尊敬語のつもりで使う誤り

とくに「お／ご〜してください」「お／ご〜していただけませんか」という誤用が増えています。

「お／ご〜して」の元の形は、謙譲語の「お／ご〜する」ですから、高めるべき相手の行為に使うのは誤りです。「して」を取れば正しい言い方になります。

＜間違い例＞

お待ちしてください
ご利用してください
ご協力していただけますか？

＜正しい言い換え例＞

↓お待ちください
↓ご利用ください
↓ご協力いただけますか？

(4) その他の間違い敬語

＜間違い例＞

お名前頂戴できますか？
電話番号をいただけますか？

＜正しい言い換え例＞

↓お名前をお聞かせいただけますか？
↓電話番号をお教えいただけますか？

レッスン 16 の答え

次の表現は正しいですか？
正しい表現には○，間違っている表現には×を書きましょう。

①（×）こちらのレントゲンを拝見してください。

②（○）院長にお聞きくださいますか？

③（×）院外薬局で薬をいただいてください。

④（×）ご主人が申されていましたが……

⑤（○）次回の予約はいかがなさいますか？

⑥（○）連休はどちらかへいらっしゃいますか？

⑦（×）○○さんがおっしゃられていました。

<×の言い換え例>
①こちらのレントゲンをご覧ください。
③院外薬局で薬をお受け取りください。
④ご主人がおっしゃっていましたが……
⑦○○さんがおっしゃっていました。

○○さんのお宅でいらっしゃいますか？
↓○○さんのお宅でしょうか？

おわかりにくいところは……
↓おわかりになりにくいところは……

読まさせていただきます
↓読ませていただきます

第4章

医療人としての言葉づかい 7の法則

44 一般人の理解度に意識を向けてみよう

一般に、歯科の言葉に限らず、医療の言葉は専門外の人には大変難しいようで、実際に医療関係者の間ではよく使われている「インフォームド・コンセント」「クリニカルパス」「ガイドライン」などのカタカナ語なども、一般の人には難しく感じられています。

国立国語研究所の『「病院の言葉」を分かりやすくする提案』では、「平成20年に実施した調査では「寛解（かんかい）」や「ＱＯＬ」といった言葉を見聞きしたことがある国民は２割に満たず、「膠原病（こうげんびょう）」や「敗血症」などの言葉の意味を正しく理解している国民は４割に達していません。患者が自らの責任で医療を選択するには、こうした言葉が表す内容を理解することが強く望まれます。そして、その理解を促すのはほかならぬ医療者の責任です。医療者は患者がよく理解できるように、分かりにくい言葉を分かりやすくする工夫を行う義務があるといえるでしょう」と書かれています。ここで注目したいのは「医療者は患者がよく理解できるように、分かりにくい言葉を分かりやすくする工夫を行う義務があるといえるでしょう」と、「義務」という大変強い言葉を使っている点です。

文化庁の「国語に関する世論調査」

文化庁の平成20年度「国語に関する世論調査」によると，認知度が低い順に，次のような結果になりました（数字は認知度・%）。

インキュベーション	12.1	起業支援。新規に事業を起こすのを支援すること。
キャピタルゲイン	29.1	資産増。資産の売却や値上がりによる収益。
ジェンダー	29.4	社会・文化的な性。社会・文化面から見た男女の性別・性差。
スクリーニング	41.4	ふるい分け。ふるいに掛けて条件に合うものを選び出すこと。
インフォームド・コンセント	45.9	納得診療。説明と同意。納得できる医療を患者自身が選択すること。
トレード・オフ	50.2	二律背反の関係。一方を取ると，他方を犠牲にせざるを得ないような競合関係。

＊平成20年度「国語に関する世論調査」
調査対象：全国16歳以上の男女
調査時期：平成21年3月
回収結果：有効回収数（率）1,954人（56.1%）

◆**義務**……**人が人として，あるいは立場上，身分上当然しなければならないこと**

45 伝えるための努力は必ず伝わるもの

国立国語研究所では「病院の言葉が伝わらない」原因を、次の3つに分類しています。

①患者に言葉が知られていない
②患者の理解が不確か
③患者に心理的負担がある

それぞれ解決策も、次のようにあげています。

①患者に言葉が知られていない　↓　日常語に言い換える
②患者の理解が不確か　↓　明確に説明する
③患者に心理的負担がある　↓　心理的負担を軽減する言葉づかいを工夫する

専門用語の言い換えは難しく、患者さんの前に出てから、とっさにできるものではありません。その上、明確に説明するとなると、より一層準備が必要になります。時間も労力もかかりますが、研究所では、それが「義務」であると強い表現をしています。

難しいことをわかりやすく伝えるのには、大変な努力を必要としますが、難しいことをわかりやすく伝えようとする院内全体での姿勢や努力は、患者さんに伝わるものです。

わかりやすく伝えるには……

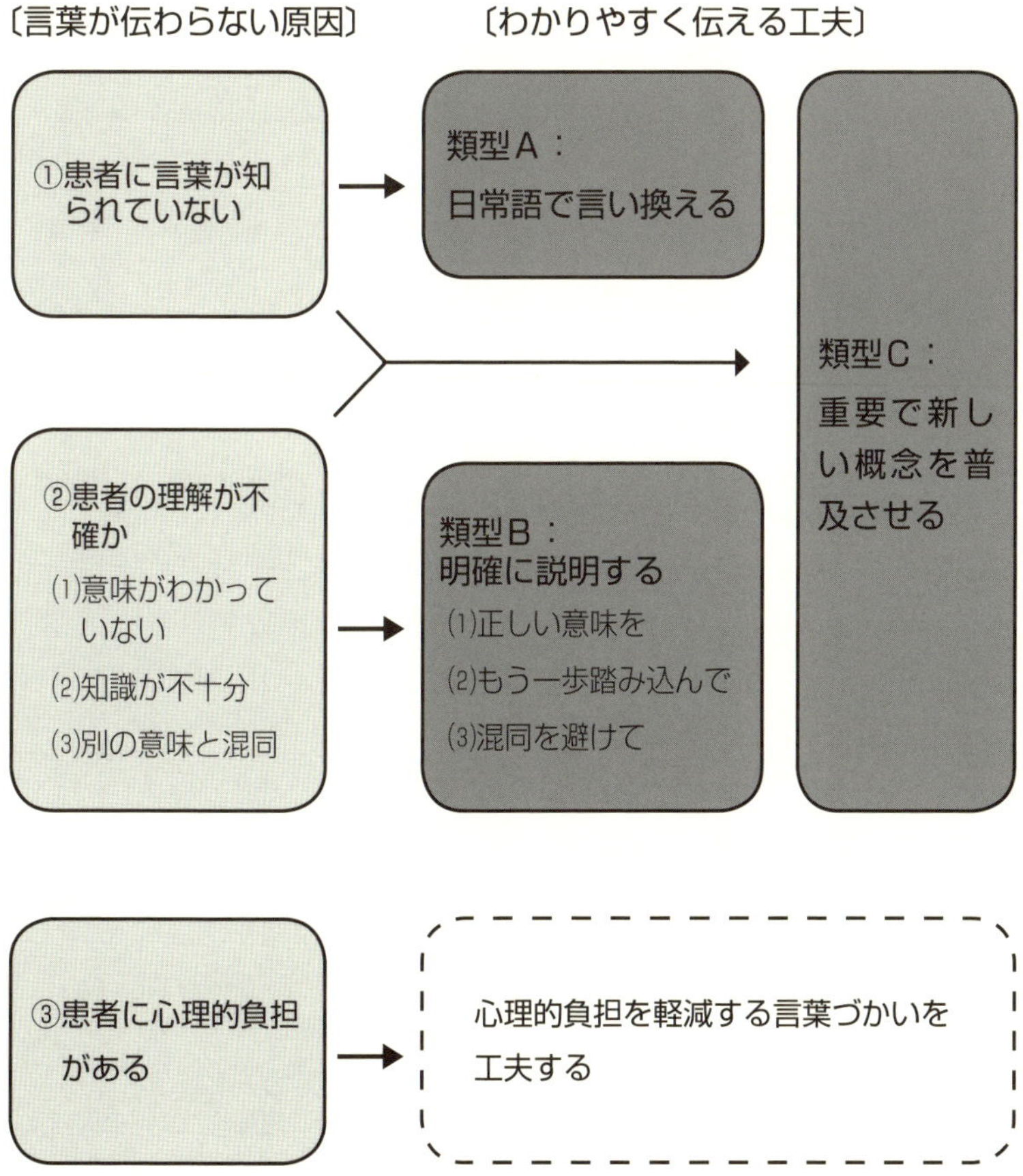

（国立国語研究所　ＨＰより）

46 カタカナ語をなるべく使わないようにしよう

医療の専門用語は難しい上に、一般的に使われているカタカナ語、新聞やテレビにもしばしば登場するカタカナ語も、高齢の患者さんにはわかりにくいものです。

カタカナ語の意味を正確に把握できる患者さんに対してなら、使用しても問題はないのですが、一般的な高齢の患者さんには、カタカナ語は使わないほうが無難でしょう。

中年以下の世代では、もはや日常語になりつつある「メインテナンス」「スキル」「モチベーション」「コンセンサス」「スキーム」なども、患者さんによっては、意味がわからない場合もあり、行き違いや誤解をなくすためにも、日本語で表現したほうが無難です。

遠慮がちな患者さんは、その単語の意味がわからなくても、先生への遠慮や気兼ねから、質問しない、質問できない傾向にあります。また、一度わからない単語が出てくると、聞こうとする意欲や理解しようとする意欲が減退してしまう患者さんもいます。

「使いやすい言葉」や「使いたい言葉」を使うのではなく、患者さんに「伝わる言葉」や患者さんが「理解しやすい言葉」を意識して使うことです。常に相手意識を持って、つまり、相手の理解度を想像して、用語を選ぶことがトラブル防止のためにも重要です。

言い換えたほうがよいカタカナ語

メインテナンス	整備・維持・保守・点検・手入れ。
リスク	危険。何かを実行する際に伴う危険や失敗の可能性。
モチベーション	動機。物事に取り組む意欲を内側から高める働きかけ。
コンセンサス	合意。異なる立場の意見が一致すること。
リテラシー	読み書き能力。情報を的確に読み解き，またそれを活用するために必要な能力。
スキーム	計画。体系だった公的な計画。
スキル	手腕。技量。また，訓練によって得られる，特殊な技能や技術。
フレームワーク	枠組み。何かを行うときの大本になる基本的な枠組み。
コンセプト	基本概念。事業や開発をすすめる際の，基本となる考え方。
バーチャル	仮想。現実そっくりに作られ，あたかも現実の世界であるかのような様子。
シミュレーション	模擬実験。計算や模擬装置などで，起こり得る状況をさまざまに想定して行う実験。
アクセス	①接続。情報に接近し利用すること。 ②交通手段。交通や連絡の便。

47 守秘義務の指導を徹底しよう

一般会社員と医療従事者とに共通する話し方のルールはたくさんありますが、異なる点もあります。

その一つは守秘義務です。ご存知のように、医療従事者には守秘義務が法で定められています。言葉を発信するときには、常にこの守秘義務を念頭におかなければなりません。友人や家族にも、患者さんのことを話すべきではないのです。

残念ながら、この守秘義務を守っていない一部の医療従事者も見受けます。ごく軽い気持ちで、電車の中やレストランなど多くの人が集まる場所で、患者さんの話題を出しているケースもあります。また、親しい友人や家族に気を許して話した内容が、口から口に伝わる場合もあります。

仮に、その情報の発信者が歯科医院のスタッフであるならば、個人の信用のみならず、自分の勤務する歯科医院全体の信用をなくし、ひいては院長先生の信用までなくしてしまいます。

信用を失うことはもっとも恐ろしいことですが、その上、刑法で罰せられることさえあります。実際に訴えるかどうかは別として、インターネット上には「看護師を守秘義務違反で訴えたい」「秘密を暴露した病院の受付を訴えたい」「病状を他人に話した看護実習生を訴えたい」などという相談が見受けられます。

個人情報保護法に見る守秘義務

医療・介護関係事業者は，個人情報の取扱いにあたり，法や基本方針および本ガイドラインに示す項目のほか，個人情報保護または守秘義務に関する他の法令等（刑法，関係資格法，介護保険法等）の規定を遵守しなければならない（個人情報保護法より）。

〔守秘義務〕

歯科医師	刑法第134条第１項
歯科衛生士	歯科衛生士法13条の５

〔秘密漏示罪〕

医師・薬剤師・医薬品販売業者・助産師・弁護士・弁護人・公証人・宗教家や，過去にこれらの職に就いていた者が他人の秘密を漏らす罪。刑法第134条が禁じ，６ヵ月以下の懲役または10万円以下の罰金に処せられる。秘密漏泄（ろうせつ）罪。

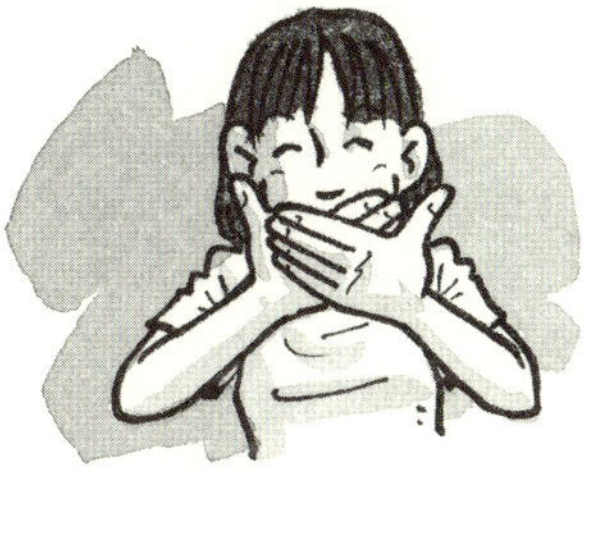

48 白衣で外出する際はとくに話題に注意しよう

院外では、患者さんのことを口に出さないようにと前述しました。

私服での外出時もそうですが、とくに白衣のまま院外に出て、患者さんのことを話題にするのは厳禁だということを、院内で確認しておきましょう。

駅ビルなどで、白衣のまま外出しているスタッフ、買い物をしているスタッフをよく見かけますが、白衣のまま外出するときには、緊張感を持った言動が望まれます。

白衣のまま外出する場合には「私は○○歯科医院に勤務しています」という看板を前後につけて歩いているのと同じであることを、常に意識する必要があります。

白衣は目立ちますし、「白衣の天使」という言葉に象徴されるように、一般の人からすると一種の憧れもあります。その結果、どうしても注目されてしまいがちなのです。

見られている、聞かれているという意識を常に持ち、誰に聞かれても困らない、恥ずかしくない会話、品のよい会話を心がけましょう。それがご自身と歯科医院、そして患者さんを守ることにもなります。

たとえ「さっきの患者さん長くかかったね～」「昼休みが短くなっちゃったね～」「歯が

ガタガタだったもの」など、他愛のない会話のつもりでも、本人がそばにいたり、同じ時間帯に治療していた人がそばにいたりする場合もあります。その会話を患者さんが耳にしたら当然不快になりますが、関係のない人が聞いても気持ちのよい話ではありません。

インターネット上のおしゃべりにも気をつけよう

ツイッターやミクシィなどのソーシャルネットワーキングサービスの発達により，だれでも，手軽に発信・受信できるようになりました。上手に扱えば，便利で楽しいサービスですが，発言するときには十分気をつけなければなりません。

閉じた世界で発言しているつもりでも，その発言は，多くの人の目にさらされているのです。一度不用意な発言をしてしまうと，その発言は猛スピードで伝わり，制御不能になります。

情報の発信源の特定も，猛スピードで行われるケースが増えています。発信者の所属・写真がインターネット上に公開され，家族や友人まで巻き込まれてしまうこともあります。

インターネットの特徴を理解し，常に慎重な発言を心がけることがご自身や職場の人，そして周りの人を守ることになります。

たとえ，匿名のブログであっても，患者さんのことは書き込まないようにしましょう。

実名で登録しているミクシィ・ツイッター・フェイスブック・ブログで，患者さんのことを話題にするのは論外です。

49 ツイッターに書き込まれる覚悟で発言しよう

ツイッターは、簡単に多数の人に情報発信ができますので、利用している人も増えました。当然、患者さんの中にも利用している人がいます。

ツイッターで「歯医者」と検索すると、たくさんのつぶやきが登場します。「○○歯科医院なう」「待ち時間長〜い」に始まり、「歯医者から帰宅なう。子ども扱いされた」「口内炎だと伝えたのに、そこをさわられた」「痛すぎる。麻酔を打ってほしかった」「初めての歯医者行ったら、助手のばばぁめちゃ態度悪いし、先生は態度悪い＋ぼそぼそだるそうにしゃべって会話を伝える気がないし」「歯医者さん大好き。エステみたいだよ〜。毎日行ってもいい」などなどのつぶやきが、次から次へと発信されています。

相手がある仕事ですから、誠意を尽くしてもそれが伝わらない場合もあり、思いもよらない内容が書き込まれてしまうこともあります。しかし、誠意を尽くしているのに、言葉への関心が低いばかりに、「言葉づかいが悪い」「言葉が乱暴」「やたらと〝しましょうね〟といわれて子ども扱いされた」などのようなことを書き込まれるのは不本意であり、残念なことです。誠意が伝わるように、言葉づかいにも関心を持ち、言葉や表現を吟味していくことも、患者さんとの信頼関係構築のために必要だと思います。
ツイッターを意識しすぎで、ビクビクする必要はありませんが、書き込まれることを想定して、言葉を使い、発言の中身も慎重に吟味しましょう。

口コミサイトの歯科医院評価

口コミサイトの歯科医院評価で「話し方・対応」などがよいという口コミを拾ってみました。評価の高い歯科医院は，ほとんど同じような内容が書かれています。

まとめると「先生の説明がていねい・わかりやすい・論理的・対応がやさしい」「受付の電話対応がいい。ていねい」「スタッフがやさしくていねい」などです。

＜先生編＞

あらゆる説明がていねい／質問にもていねいに答えてくれる／理解できるまでていねいに説明してくれる／とても偉い先生なのに，偉ぶらず，気さくに話しかけてくれる／やさしくおだやかな口調で話してくれる／論理的でわかりやすい説明をしてくれる／対応がていねい／質問しても嫌な顔をしない／患者の視点で説明してくれる／強引に治療をすすめない／保険外治療を強引にすすめないから安心／先生の物腰がやわらか／先生が謙虚。

＜受付編＞

受付の電話対応がいい／受付の人がていねい／電話対応がとてもよい／受付が，名前を覚えていてくれていて，いつもていねいに接してくれる。

＜スタッフ編＞

スタッフがやさしくていねい／スタッフの雰囲気が和やか／スタッフのあいさつが気持ちいい／スタッフが先生を尊敬していて，支えているのが伝わってくる。

50 エビデンスのある話をするよう院内で確認しあう

「エビデンス（科学的根拠・証拠）」は、業界用語として使われていましたが、最近では一般人の日常会話にも登場するようになり、「エビデンスは？」「その情報のソースは？」という言葉を耳にする機会が増えてきました。

だれもが情報を発信できるようになり、さまざまな情報が氾濫している昨今、その情報の信憑性を、個人が判断しなければならなくなりました。それゆえ、正確で確実な情報や説明を求める人が増えているのです。

患者さんに説明するときには、主観的な評価は避け、エビデンスのある話、情報源がはっきりしている話を選び、自信を持って説明するように、院内で確認しあいましょう。

もちろん、歯科医師の先生方やベテランスタッフの方は、エビデンスにもとづく話をなさっていることと思いますが、若手や新人にも指導の徹底が望まれます。若いうちはだれしも、わからないことをわからないといえないことが多く、その結果、不確かなことを伝えてしまう場合もあるからです。

なお、「～と考えられる」と「～と思われる」という表現を厳密に使い分けている先生もいますが、一般の患者さんにはその違いが明確にわかりません。

内容により、「一般に〜と考えられる」「個人的には〜と思われる」「ここからは個人的な意見ですが……」など、言葉を補って説明をしたほうが違いが確実に伝わります。

「確率」はとらえ方が人それぞれ

治療方針の説明の際に，「まれに」「しばしば」などと説明されると，戸惑う患者さんも多くいます。かといって数字で表現すれば誤解なく伝わるかというとそうとも限りません。

数字を示せるデータがある場合で，しかも伝えたほうがよい場合には，数字を正確に提示します。

ただ，その受け止め方は人それぞれですので，患者さんの反応をよく観察する必要があります。正しく伝わっていないと感じたならば，表現を変える必要もあります。

外科の医師から聞いた話を一例としてあげます。＜「再発は5％の確率です」と説明したところ，患者さんは心から安心したという顔をしました。その顔を見て私は焦りました。20人に１人は再発するということがわかっていないのだと感じました＞

次は，一般人のイメージと医学上の言葉の使い方の差です。国立大学教授の話によると，次のようなとらえ方の差があるということでした。

	一般人	医　学
まれに	5％	0.1％以下 多くは0.01％以下
しばしば	50％	数％

第5章

場面別話し方 19の法則

51 電話応対で歯科医院の姿勢が伝わる

歯科医院の受付業務の中で大きな位置を占めるのが、電話応対です。

「電話応対が悪かったから、初診の予約をするのはやめた」という話はよく耳にします。患者さんの中には、複数の歯科医院に電話をかけてみて、応対がよいところを選ぶ患者さんもいます。

とくに複数の歯科医院がある地域では、電話応対をあなどるのは大変危険です。心をこめた応対で、心をこめた診療をしていることを感じさせなければいけません。

私が研修をしていて、感じることが2つあります。ひとつは、「○○歯科医院でございます」と名乗るとき、歯科医院名が聞き取れないこと。早口なのです。いい慣れた言葉は早口になりがちなので、猛スピードで名乗るのに慣れてしまっているからです。

もうひとつは、声に温度がないということ。事務的な応対は「冷たい」「暗い」などのマイナスのイメージを発信してしまいますので、声の出し方にも注意が必要です。

また、顔もわからない相手から、声と言葉だけで信頼を得るためには、あいまい表現やぼかし表現、敬意の足りない敬語を排除し、明快で美しい話し方をする必要があります。

電話の基本手順①

①ベル3回以内に出る

４回以上鳴らしてしまったら，「お待たせいたしました」と出ます。

②歯科医院名を名乗る→「はい，○○歯科医院でございます」

電話の第一声は聞き取りにくいものです。いきなり歯科医院名を名乗るよりも，「はい」を入れたほうが，患者さんにとって聞き取りやすくなります。名乗るときは，明瞭に発音することが重要です。また，感じのよさを声で伝えるように心がけましょう。

③相手の確認→「お名前を承ります」「○○さんでいらっしゃいますね」

同姓の患者さんもいますので，フルネームで確認すると間違いを予防できます。

④あいさつ→「ご無沙汰しております」「その後いかがですか？」

通院歴のある患者さんには，親しみをこめてあいさつをします。

⑤用件を聞く→「今日はいかがなさいましたか？」「ご予約でいらっしゃいますね」

複雑な用件の場合は，５W２Hを意識してメモを取ります。

…続く…

52 電話応対の基本の言葉を引き出しに入れておく

電話応対で使う言葉は限られていますので、フレーズごと覚えてしまいましょう。

・**患者さんの電話を受ける場合**／「はい、○○歯科医院でございます」「本日はいかがなさいましたか？」「はじめてでいらっしゃいますか？」「ご予約を承ります」「ただいま確認いたします」「○日○時のご都合はいかがでしょうか？」「はい、承知いたしました」「○日○時のご予約を確かに承りました」「○日は、保険証をお持ちくださるようお願いいたします」「私、○○と申します」「○日、お待ちしております」

・**患者さん宅にかける場合**／「私、○○歯科医院の○○と申します。○○さんのお宅でしょうか？」「○○さんはいらっしゃいますか？」「○○の件でご連絡いたしました」「それでは、よろしくお願いいたします」「お忙しいところありがとうございます」

・**明らかな迷惑電話の場合**／「失礼ですが、どちらの○○さんでいらっしゃいますか？」「本日、私がご用件を承るよう院長から申しつかっております」「ご用件を私○○が承ります」

などとていねいな言葉で応対します。迷惑そうな声を出さず、歯科医院の品格を示します。

電話の基本手順②

⑥復唱する→「復唱させていただきます」「○○さんのご予約を○曜日，○時に承りました」

複雑な用件の場合には，必ずメモを見ながら復唱しましょう。曜日を入れて確認すると，患者さんの記憶に定着しやすくなります。

⑦名前を名乗る→「私，○○が確かに承りました」

最後に名乗り，安心感を与えます。

⑧あいさつ→「気をつけてお越しください」「お電話をいただき，ありがとうございました」

予約の患者さんには「お大事になさってください」などと，あたたかさが伝わるひと言を添えます。キャンセルなどの連絡の患者さんには「お電話をいただき，ありがとうございました」というひと言を加えます。

⑨静かに受話器を戻す→「失礼いたします」「ごめんくださいませ」

必ずフックを押さえて電話を切ってから，静かに受話器を戻します。歯科医院の電話応対は，たくさんの患者さんが聞いています。受話器のていねいな扱いは，待合室の患者さんにとっても心地よいものです。

53 受付は歯科医院の顔！

受付は歯科医院の顔です。歯科医院を代表しているという高い意識で応対します。

①**身だしなみ**／清潔であることと、清潔な印象を与えることとは違います。清潔な印象を与え、患者さんを安心させるメイク・髪型・髪色を心がけてみてください。

②**姿　勢**／美しい姿勢の人に、患者さんは好感を抱くものです。どんなに内面が素晴らしくても、背中を丸め、足を組んで座っていたら、だらしない印象を与えてしまいます。腰骨を立てて座ると、見た目も美しく、しっかりした人という印象を与えることができます。

③**お 辞 儀**／お辞儀には、3種類のお辞儀があります。会釈・敬礼・最敬礼です。角度は順に、15度、30度、45度~60度を目安にします。患者さんを待たせてお詫びするときには敬礼、クレームなどでお詫びするときには最敬礼など、場面や状況に合わせたお辞儀をすると、折り目正しさが伝わります。

④**アイコンタクト**／患者さんが歯科医院のドアを開けたら、作業中であってもいったん顔を上げ、患者さんと目を合わせます。やわらかな眼差しで迎えましょう。

受付の手順

①相手の確認→「お名前を承ります」「○○さんでいらっしゃいますね」

新患の患者さんには「お名前を承ります」「○○さんでいらっしゃいますね」と確認し，名前がわかる患者さんには「○○さん，こんにちは」と相手を確認します。

②用件を聞く→「今日はいかがなさいましたか？」

予約なしで訪れた患者さんには，用件や症状を聞きます。その際，尋問口調にならないように，やわらかなイントネーションでたずねます。

③保険証を預かる→「保険証をお預かりいたします」

保険証はごく小さなものですが，患者さんにとって大切なものです。必ず両手で受け渡しするようにします。

④問診表に記入してもらう→「お手数をおかけいたしますが，問診表にお書きいただけますか？」

問診表への記入は，歯科医院側の都合でしてもらうものですから，「ご面倒ですが……」「お手数をおかけいたしますが……」などのクッション言葉を使い，ていねいにお願いします。

⑤イスをすすめる→「あちらのイスにおかけになってお書きください」

このときには，指をそろえて指し示します。

54 診察室への誘導は心をこめて

さあ、いよいよ患者さんを診察室に迎えます。とくに初診の患者さんは不安でいっぱいの状態です。患者さんの緊張感を取り去るように、あたたかく、やさしく迎えましょう。

待合室のイスまで患者さんを迎えに行き、チェアまで誘導する歯科医院も出てきました。歯科医院だけではなく、一般の医療機関でも、ていねいな応対をしていこうと努力しているところが増えています。

現在、あなたの医院が診察室の入り口で名前を呼ぶ形態であれば、その後の誘導をていねいにするとよいでしょう。

ていねいに行うということは、患者さんから目を離さないようにすることです。目を離すということは心を離すことと同じと意識し、患者さんの様子を見ながら誘導します。

たとえば、膝が痛い患者さんを誘導するときは、ゆっくり歩く、段差を指し示す、荷物の多い患者さんの荷物を持つ……などの心配りをしながら誘導します。

バタバタと歩いたり、髪に触りながら歩いたりするのは、患者さんにとって好ましい誘導ではありません。美しい立ち居振る舞いで好感と安心感を与えましょう。

診察室への誘導の手順

①ドアを開け迎え入れる→「○○さん，お待たせいたしました」

予約時間が過ぎてしまったときには「○○さん，大変お待たせいたしました」とお詫びしてから迎え入れます。そして，患者さんが中に入るまでドアを押さえておきます。

②案　　内→「ご案内いたします」

チェアの脇まで案内します。患者さんの少し斜め前を歩いて案内しますが，途中，段差などがあるときには，指を揃えた手で指し示しながら「段差がありますので，ご注意ください」と声をかけます。

③座ってもらう→「どうぞこちらへおかけください」

指先をしっかり揃え，手で指し示しながら，やさしく声をかけます。

④エプロンをつける→「エプロンをつけさせていただきます」

エプロンをつける際には，髪を巻き込まないように注意し，ていねいにつけます。

⑤ひざかけをかける→「ひざかけをおかけいたしましょうか？」

暑がりの患者さんもいますし，寒がりの患者さんもいます。患者さんのタイプや衣服により必要度も違います。患者さんにたずねると，患者さんの意向を反映することができます。ひざかけをかける場合には，やっと眠りについた赤ちゃんにかけるようにそっとかけます。

55 診察室は先生の舞台、患者さんを思う気持ちを伝えよう

私は、電話応対・受付・誘導・会計では、ていねいな敬語を使うことを提案しています。

しかし、診察室では地域性に加え、それぞれの先生のタイプや年齢、また患者さんのタイプや年齢により敬語のレベルを選んでいけばよいと考えています。患者さんを思う先生の気持ちや誠実さが伝わる話し方をするよう、心がけることが重要です。

そして、診察室では、わかりやすい説明が求められます。各種アンケートの患者さんの声を読んでも「説明がわかりやすい」「わかるまで説明してくれる」「質問をしてもいやな顔をせずに説明してくれる」など、「説明」が評価のキーワードのひとつになっています。

説明は、タイトル→結論→詳細→結論という話の展開を基本としますが、話の内容によりアレンジしたり、導入部分を加えたりします。そして、治療法の長所と短所をわかりやすく伝える、客観的事実と自分の考えを区別して伝えるなどの説明の基本を押さえると、論理的でわかりやすい話になります。

シミュレーションを重ねた上で、実践をし、さらに、改善していくということを繰り返せば、必ずわかりやすい説明ができるようになります。

言葉以外の自己表現も大切！

次のチェックシートで確かめてみましょう。

1	身だしなみには気を配っていますか？	YES・NO
2	メガネが曇っていませんか？	YES・NO
3	白衣は黄ばんでいませんか？	YES・NO
4	靴の裏は汚れていませんか？	YES・NO
5	患者さんの話を聞くとき，姿勢を正していますか？	YES・NO
6	体の向きを患者さんに向けていますか？	YES・NO
7	ペン回しなどをせず，手を落ち着けて聞いていますか？	YES・NO
8	眉間にシワを寄せていませんか？	YES・NO
9	イライラ感を外に出していませんか？	YES・NO
10	おだやかな雰囲気を心がけていますか？	YES・NO

＊すべての項目でYESになりましたか？　Noをつけた項目は改善するようにしましょう。

56 共感が信頼関係をつくる

つらい闘病生活を強いられた作家の遠藤周作氏は、自分の痛みをだれもわかってくれないと思ったとき、痛みは2倍にも3倍にも感じたそうです。逆に考えると、痛みをわかってくれる人がいたら、痛みは2分の1、3分の1に感じる可能性もあるといえます。

実際に痛みが軽減するかは別として、痛みへの共感、不安への共感が患者さんの安心感を生み、そして、先生への信頼感をはぐくむことは、多くの患者さんが語るところです。

共感を伝えるのは言葉だけではありません。表情・アイコンタクト・深いうなずき・声のトーンでも共感していることが伝わります。

とりわけうなずきは、患者さんの大きな励ましになります。某大学教授がＮＨＫに講演に行った際、当時ＮＨＫ在職中の池上彰氏が最前列でさかんにうなずき、メモを取りながら話を聞いてくれていて、その池上氏の聞き方に励まされたそうです。その池上氏は「大きなうなずきは相手への激励なのです」と述べています。

不安な思いでいる患者さんは、先生が自分の話を深くうなずきながら聞いてくれたら、どんなに安心し、励まされ、勇気づけられることでしょう。

共感を伝える言葉

①歯の痛みを訴えたら……

「頭までがんがん痛くなったのですね……。つらかったでしょう」

「どこが痛いかわからないのですね。つらいですね」

「一晩中眠れなかったのですね。よくがまんなさいましたね」

②不安な気持ちを訴えたら……

「ご心配はよくわかります。話してくださってよかったです」

「不安なお気持ちはよくわかります。話してくださったことに感謝します」

③喜びを話してくれたら……

「よく噛めるようになったのですね。うれしいお話をありがとうございます」

「よく噛めるようになったのですね。これからはおいしいものがたくさん食べられますね」

「白い歯で気持ちが明るくなったとは，うれしいですね。なによりのお話です」

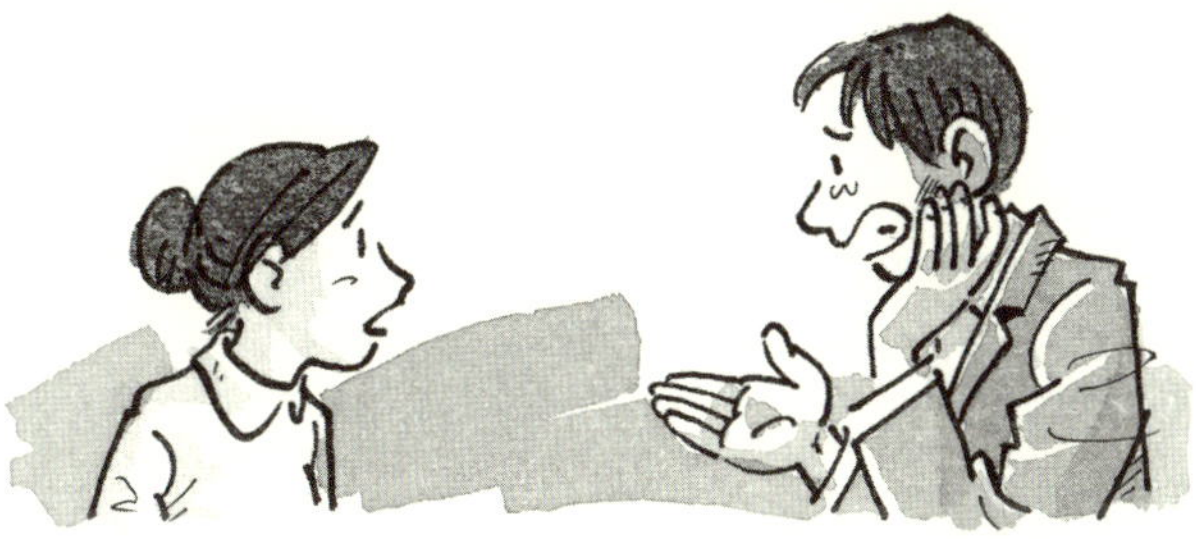

57 心にゆとりを、言葉にやさしさを心がける

２０１０年の日本私立歯科大学協会のアンケートによると、歯科医師のイメージを「優しい」と答えた人が29・７％、逆に「怖い」と答えた人は20・０％でした。

患者さんとすれば、怖い先生よりも、できればやさしい先生に治療してほしいという願いがあるのですから、個人の歯科医院の診察室では、やさしい雰囲気を醸し出したほうがよいでしょう。

思わしくないことが起きたときでも、私たちは心にゆとりがあるときは、自分の反応を選ぶことができます。しかし、心にゆとりがないときは、険しい顔をしてしまったり、言葉がきつくなったり、威圧的な声を出してしまったりしがちです。

なるべく心にゆとりを持てるような工夫をし、診察室に入ったら、「いつでもおだやか」「いつでもニュートラル」を心がけることが歯科医院経営の上でも重要です。

歌舞伎役者が衣装に着替えたらその役になりきり、不機嫌さやマイナスの感情を舞台に持ち込まないように、私たちも仕事服に着替えたら、いろいろな感情は封印して、その仕事服にふさわしい態度・言葉を選びたいものです。

歯科医師のイメージは？

日本私立歯科大学協会では，アンケートで，「歯科医師に対するイメージ」を質問しました。

「あなたは歯科医師に対し，どのようなイメージを持っていますか？」

この質問に対し「信頼できる」（33.5%）と答えた人がもっとも多く，「優しい」(29.7%)，「親しみやすい」(26.5%）と続きました。

一方で，「親しみにくい」(24.1%)，「怖い」(20.0%)，「信頼できない」(9.1%）という結果が出ました。

（2010年　インターネットによる調査で，
10〜70代の男女1000人が回答）

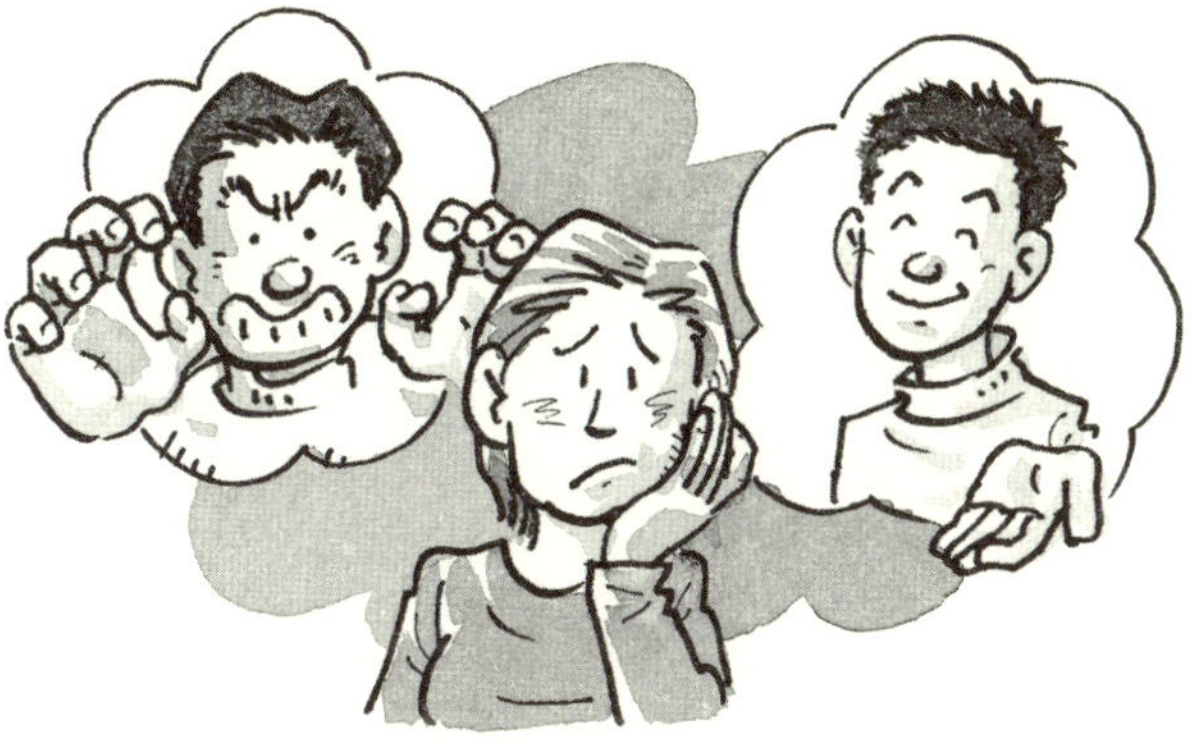

58 ひと言の重みを意識しよう

医師のひと言は、患者さんへ大きな影響を及ぼします。これまでも医師のひと言で病気がよくなったり、逆に悪くなったりするということは、体験者の実感として語られてきました。

ＮＨＫのテレビ番組によると、２０１０年の大規模な研究で、言葉が体に与える影響が実証されたそうです。アメリカや日本などさまざまな国の医療機関が協力して行った大規模研究の結果が発表され、その研究によると、脳卒中のリハビリの後に本人を「褒める」と、機能の改善が大幅にすすむことがわかったそうです。

褒めることで脳の「報酬系」という部分が働き、神経の成長を促す物質を出すことで、改善が後押しされると考えられているそうです。

歯科医院でも、患者さんを褒めたり、励ましたり、希望を与えたりすることは、治療効果の向上につながるでしょうし、患者さんの先生を信頼する気持ちを高めます。

たったひと言で患者さんの顔が曇り、たったひと言で患者さんの顔が輝きます。できれば、患者さんの表情を輝かせるひと言を発信したいものです。

患者さんが先生にいわれてうれしかった言葉

もう，大丈夫です。

心配いりません。

心配しなくても大丈夫ですよ。

一緒にがんばりましょう。

つらかったですね。

よくがまんしましたね。

もうがまんしなくていいのですよ。

がまん強いですね。

なんでもいってください。

きちんとお手入れをしていますね。

しっかりした歯ですから，しっかり治しましょう。

きれいな歯をつくりますよ。

よく噛める歯にしますからね。

長くかかりますが，私が絶対治しますから。

59 ペーシング（患者さんの速度に合わせる）を意識しよう

国語辞典には、ペーシングとは「〝速度を整える〟の意。会話で、相手の話の速度、声の大きさ、表情などに合わせて話すこと」とあります。

このペーシングは、信頼関係を構築するテクニックともいわれていて、カウンセリングや営業の際にも盛んに使われています。盛んに使われるということは、それだけ効果が実感されているからでしょう。

相手の呼吸、話すスピード、リズム、トーンに自分のそれを合わせていくことで、親近感や安心感が強まると、多くのカウンセラーが実体験として述べています。

ペーシングすることで、患者さんに与えるストレスが少なくなりますから、患者さんもリラックスし、その結果、相互にリラックスした状態をつくりやすくなります。

ペーシングの逆の状態は要注意です。

暗い声のトーンの患者さんに明るすぎる声で話しかけたり、ゆっくり話す患者さんに猛スピードで話したりするのは危険です。患者さんが求めるものとのギャップが大きければ大きいほど、患者さんに違和感を抱かせます。

診察室での表情

基本は，ニュートラルなおだやかな表情を保ちますが，ふだんのニュートラルな顔がきつい印象を与える場合は，やわらかい表情を心がけてみましょう。

そして，患者さんの表情の変化に合わせてみましょう。患者さんがつらそうな表情をして，深刻な内容を話しているのに，先生やスタッフが笑顔というのでは，患者さんは失望してしまいます。

患者さんがつらそうな表情をしたら，まずは，その表情に合わせてみます。そして，少しずつニュートラルな表情に戻していき，表情の上でも患者さんをリードするのです。

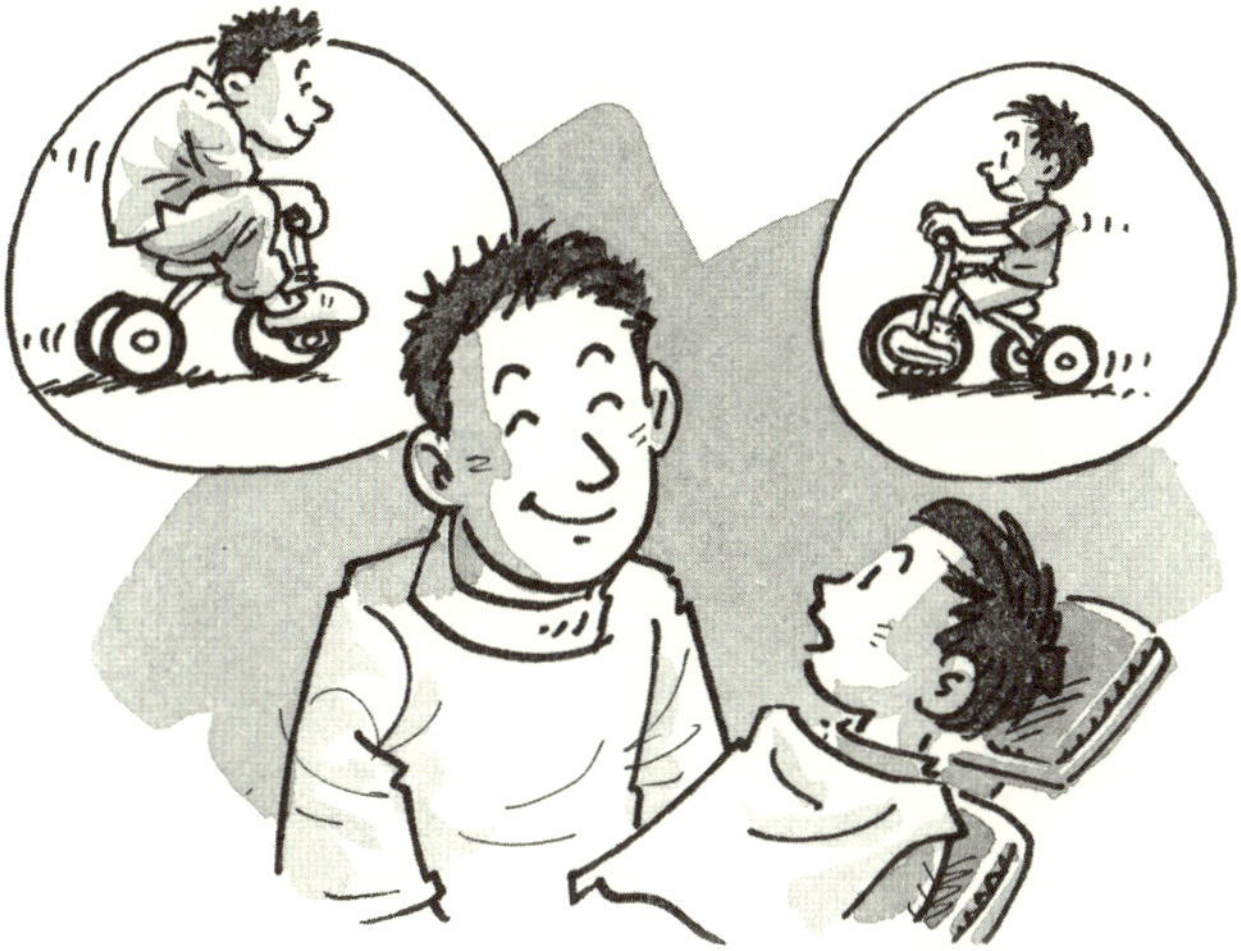

60 リフレイン（繰り返し）を活用する

リフレイン（繰り返し）は、カウンセリングのときにも使われている手法です。相手がいったことをそのままリフレインすることで、情報や感情を共有できます。情報や感情の共有の上に共感が生まれます。

また、リフレインしていくことで、相手には「自分の話を聞いてくれている」「真剣に聞いてくれている」という安心感が生まれます。

すべてをリフレインすると、不自然な会話になりますので、相手の話の中のキーワードや主な感情をリフレインしてみましょう。

そして、なるべくほかの言葉に言い換えない、とくに英語や漢語に言い換えないように気をつけてください。相手が使った言葉そのものをリフレインしていきます。痛みやつらさを訴えている患者さんの話であるならば、なおさら慎重にリフレインしていきましょう。

キーワードをリフレインするためには、患者さんの話を真剣に聞いて、キーワードを見つけなければなりません。集中力を必要としますが、真剣に聞く姿勢や、感情を感じようとする姿勢は、患者さんを安心させ、信頼感を生み、より深い関係が生まれます。

リフレインのよい例と悪い例

患者さん「歯の茶色の部分が気になるのですが……」

○　スタッフ「茶色の部分が気になるのですね」

×　スタッフ「ブラウンに変色しているところですね」

患者さん「歯がずきずき痛むのですが……」

○　スタッフ「歯がずきずき痛むのですね」

×　スタッフ「疼痛ですね」

患者さん「前歯が気になるんですけど……」

○　スタッフ「前歯が気になるということですね」

×　スタッフ「ゼンシが気になるということですね」

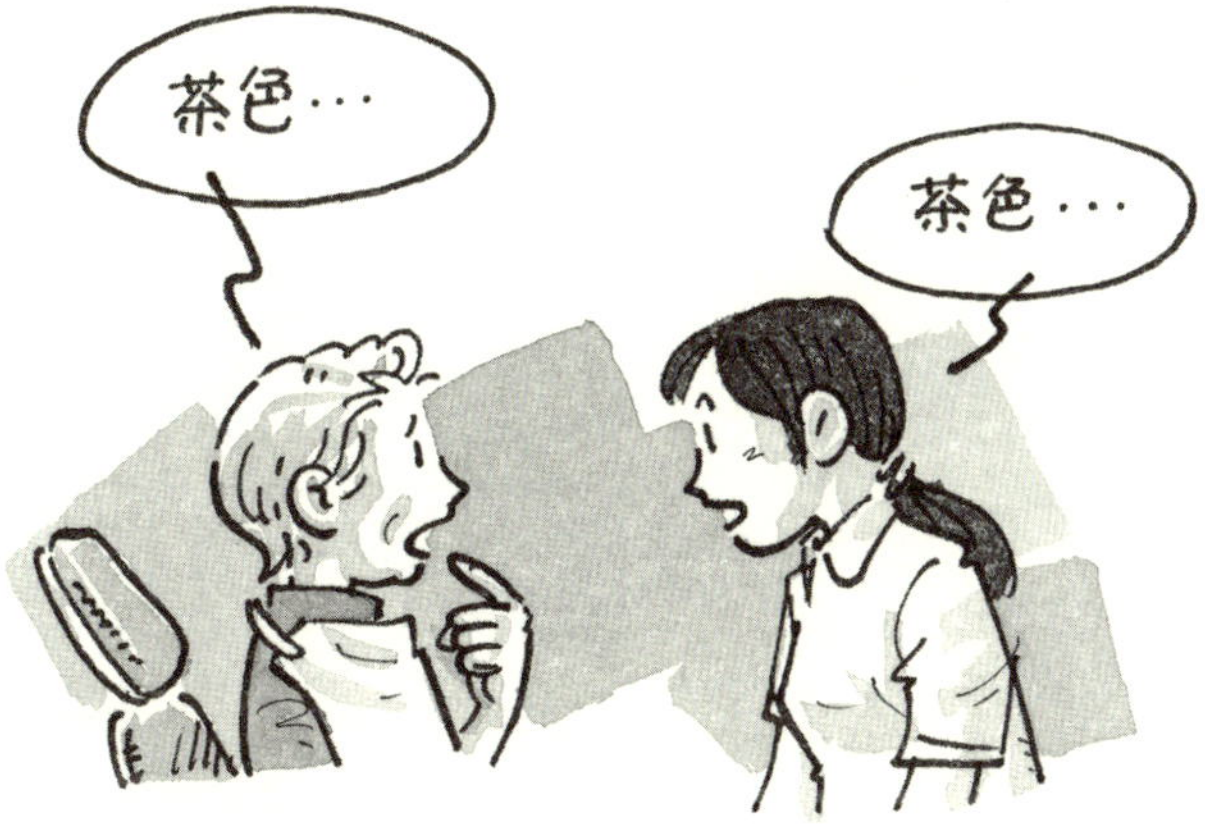

61 リフレーミング（楽な気持ちになってもらう）も大事！

リフレーミングとは、人の固定観念を変えて、自己肯定感と安定感を取り戻し、気持ちが楽になってもらうための援助です。

リフレーミングは、診察室での患者さんとの会話にも有効です。リフレーミングが上手にできると、患者さんは一層、先生に対して信頼感を抱きます。

たとえば、子どもの保護者の「一生懸命に歯磨きをしてきたのにむし歯にしてしまいました」という話に対して、ありがちなのは「子どもの歯磨きは難しいですから」という言葉ですが、リフレーミングすると、「お母さんが一生懸命に歯磨きをしてきたから、この程度のむし歯ですんだのですよ」となります。

また「こんなひどいむし歯になっちゃって」と患者さんが嘆いた場合、「こんなになるまでよくほっときましたね」というひと言は、患者さんの情けない気持ちに追い討ちをかけます。リフレーミングすると「よくがまんなさいましたね。今日来てくださって本当によかったです」となります。柔軟性を持ち、プラスの側面に目を向ける習慣を持つと、リフレーミングができるようになります。

リフレーミングの例

保護者「一生懸命に歯磨きをしてきたのにむし歯にしてしまいました」

×　先　生「う～ん。むし歯は親の責任なんですよね～」

○　先　生「お母さんが一生懸命に歯磨きをしてきたから，この程度のむし歯ですんだのです」

患者さん「こんなひどいむし歯になっちゃって……」

×　先　生「こんなになるまで，よくほっておきましたね」

○　先　生「お忙しかったのですね。よくがまんなさいました。今日来てくださって本当によかったです。もう大丈夫ですよ」

患者さん「こんなこといったら怒られるかもしれないけど，とっても心配なんです」

×　先　生「ボクを信用できないんですか！」

○　先　生「ご心配なのですね。お気持ちを話してくださってありがたいです。どのようなことがご心配なのかがわかると，治療はうまくいくものです。具体にお話しくださいますか？」

62 まずはYESと答えられる質問をする

有能なビジネスマンは、顧客が「YES」と答えられる質問をいくつか用意しているといいます。その理由は、最初の「YES」を引き出すことがその後の会話、ひいてはビジネスに大きな影響を及ぼすことを経験上知っているのです。

それは「人には、自分の発言に一貫性を持ちたいという特性」があり、最初に「YES」と答えたら、その答えたことを守ろうとし、次も「YES」と答えようとする傾向があるからです。

シカゴにあるレストランの経営者は、無断キャンセルをする予約客に対して、ある工夫をしたそうです。

その工夫とは、予約係が電話を受けた際、「変更がありましたらご連絡ください」というのを経営者がやめさせたことです。その代わりに、「変更がありましたら、ご連絡いただけますか?」とたずね、答えを待つようにさせたそうです。この工夫によって、店に現れない予約客の割合は、すぐに30％から10％に減ったとのことです。

相手の意向を確認し、「YES」を引き出すことの有効性を裏づけるエピソードです。

ＹＥＳを引き出す質問　歯科医院での活用

キャンセルをなさるときには，ご連絡をいただけますか？
問診表にお書きいただけますか？
もう少し深くかけていただけますか？

＜ケース１＞
白い歯は魅力的だと思われますか？↓
ご自身の歯も白くしたいと思われますか？↓
簡単に歯を白くする画期的な方法が開発されました。ご説明しましょうか？
　→タイトル→結論→詳細→結論

＜ケース２＞
歯が痛いのはつらいですよね？↓
むし歯が予防できたら，歯の痛みはなくなりますよね？↓
むし歯が予防できたらいいと思われませんか？↓
むし歯や歯周病を予防できる方法が，新たに開発されたのですが，ご説明しましょうか？
　→タイトル→結論→詳細→結論

＊説明の手順は、１章P38～P47を参考

63 閉じた質問・開いた質問を使い分けよう

質問のしかたには、大きく分けて2つあります。閉じた質問と開いた質問です。

閉じた質問とは「はい、いいえ」で答えられる質問やひと言で答えられる質問のことです。開いた質問とは、答えるのに多くの言葉を必要とする質問です。

話すのが苦手な人、話が長い人、要領を得ない話し方をする人に対しては、閉じた質問がおすすめです。カウンセリングなどでは開いた質問を使うように提唱されますが、忙しい歯科医院では閉じた質問のほうが時間を短縮できます。そして、話すのが苦手な患者さんにも負担を与えません。

以前、歯科医院でのカウンセリングで、「あなたの最終的な理想はどのような状態ですか？」と質問をされたことがあります。私はなにを答えたらよいのかさっぱりわかりません。それでも、イメージを共有できたほうがよいのかと思い、勇気を振り絞り「ジュリア・ロバーツのような口です」と答えたところ、あっさり受け流され、不思議な空気が流れただけでした。一般的な患者さんには、開いた質問に答えるのは難しいものと認識し、相手や状況に合わせて質問を使い分けたほうが双方のためです。

開いた質問と閉じた質問の違い

開いた質問	閉じた質問
外はどんなお天気ですか？	外は晴れていましたか？
どのように痛みますか？	ズキズキ痛みますか？
取れたのはいつごろですか？	取れたのは昨日ですか？
歯ブラシ以外で何を使っていますか？	デンタルフロスを使っていますか？
噛み合わせはどうですか？	噛み合わせに違和感はありますか？
歯磨剤は何味がいいですか？	歯磨剤は，メロン味とイチゴ味どちらにしますか？
抜いた後はどうしたいですか？	インプラントについて聞いたことがありますか？
最終的に歯の色はどんな色が理想ですか？	この見本の中で気に入った色はありますか？

64 肯定質問を増やそう

閉じた質問・開いた質問という分類とは別に、肯定質問・否定質問という分類もあります。

否定質問というのは、相手の心を暗くする質問です。

たとえば、「お口の中の状態でなにを悩んでいますか?」「どうしてこんなふうなむし歯になってしまったのですか?」「どうして治療をしなかったのですか?」「どうして毎回予約を忘れてしまうんですか?」などという質問で、否定質問が続くと、相手の気持ちが暗くなっていきます。

肯定質問というのは、相手の心を明るくする質問です。

たとえば、「むし歯をこれからつくらないようにするためには、どんなことができそうですか?」「このようなきれいな状態を保つためには、この3つの方法のうち、どんなことが有効だと思いますか?」「予約時間にいらっしゃるために、私どもがお手伝いできることはありますか?」などです。

そして、もちろん、患者さんが話してくれたら深くうなずいてください。

相手の話を否定する口ぐせ

相手の話を否定する，次のような口ぐせは，すぐに減らしていきたいものです。

＜話を否定する口ぐせの例＞

いや
でも
しかし
てゆーか
そうですかね～
そういってもね～
本当ですか？
うそでしょう。
無理，無理。

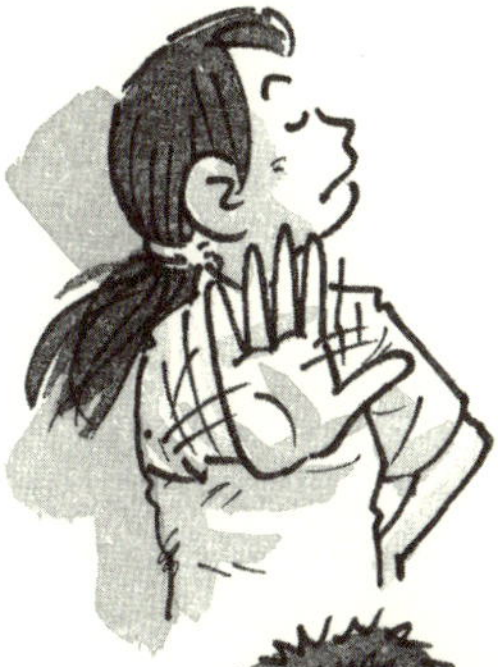

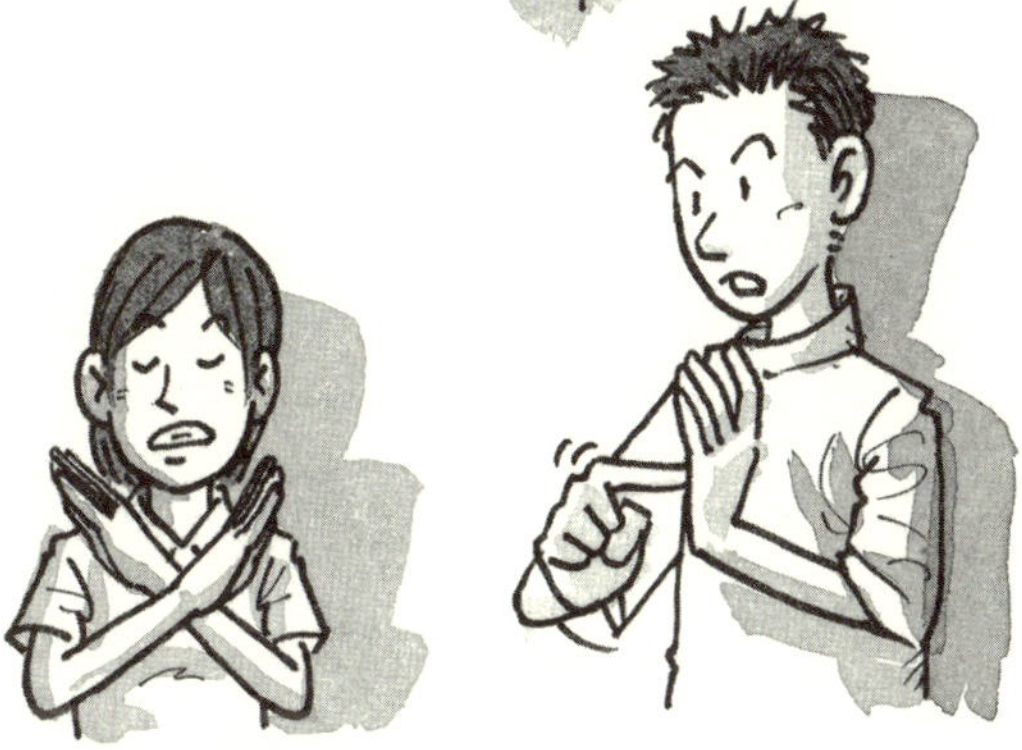

65 患者さんの反応を見ながら話そう

一般に、専門的な話や難しいカタカナ語が出てくる話は、専門知識のない患者さんにはわかりにくいものです。しかし、「わからないです」「わからないので、わかりやすく話してください」と伝えられる患者さんは少ないのです。

それは、先生への遠慮や歯科医院スタッフへの気兼ね、そして、嫌われたくないという心理が働くからです。したがって、わからないことをわからないと伝えられないまま、治療を受けている患者さんもいることを念頭においておくべきです。

患者さんの気持ちが正直に表れるのは、言葉にならないメッセージ、つまりアイコンタクト・表情・動作です。患者さんの反応をよく観察し、そのような言語以外のメッセージを敏感に察知してみましょう。

そして、アイコンタクトの減少、表情のこわばり、自分の体を触る動作などが見られたときは、いったん話を止め、「早口過ぎませんか?」「説明が足りないところはありませんか?」などと、たずねてみてください。患者さんも質問しやすくなりますし、そのような配慮に、歯科医院側の誠実な姿勢を感じることでしょう。

説明をはじめる前にいっておきたい言葉

患者さんにとって，わからないところを質問しても怒られないというのは，好評価の対象になります。

それは，いままでに質問をして怒られた経験がある患者さんが多いからです。歯科医院ではなく，一般の病院や大学病院で怒られた経験です。

たとえば，「質問したら“私の診断が信用できないなら帰れ”といわれた」「質問したら逆ギレされた」「質問したらイラっとした顔になった」などの体験です。

そのような体験をした患者さんは，歯科医院でも質問することを控えてしまいますから，次のような言葉を伝えておくとよいでしょう。

≪例≫

「説明不足のところがありましたら，すぐにおっしゃってください」

「どのような小さなことでも，ご遠慮なくおたずねください」

「早口になりがちなので，早口になったら教えてください」

「説明が足りなかったら，いつでも教えてください」

66 会計はスピーディ・スマートを基本にしよう

会計はスピーディに、スマートに済ませたいものです。患者さんが診察室から退出したら、心を込めてねぎらいの言葉をかけましょう。そして、イスにかけて待ってもらうように伝えます。10分以上待ってもらうときには、あらかじめその旨を伝えておきます。

会計を済ませたら、次回の予約を取ります。予約は手際よく取り、次回の支払が高額になる場合には、あらかじめ伝えておきましょう。

２０１０年の全国保険医団体連合会の1万人アンケートによると、歯科医療に対しては9割超の人が「保険のきく範囲を広げてほしい」と回答し、歯科の窓口負担に対しては、5割超の人が「高い」と回答しています。患者さんの叫びが聞こえてくるようです。

2千円、3千円かかる場合には、あらかじめ伝えておいたほうが親切でしょう。

見送りは歯科医院によってさまざまです。外まで出て姿が見えなくなるまで見送る歯科医院もあります。また、出口のドアのところまで同行して見送る歯科医院もあります。

どこまでするのかは、考え方と人員のゆとりによりますが、会計に座ったままで見送りする場合には、しっかり患者さんの顔を見て、あたたかみのある声で声をかけましょう。

会計の手順と声のかけ方

①会計→「○○さん，お待たせいたしました。本日は，○○円でございます」

この際も，折り目正しい言葉づかいをしましょう。「お待たせしました」よりも，「お待たせいたしました」のほうがていねいな表現です。

なお，治療費が高額な場合，他の患者さんに聞かれないように紙に書いて提示する方法もあります。

②お金を預かる→「1万円をお預かりいたします」

「1万円からお預かりいたします」という表現は，違和感の残る表現です。

③おつりを渡す→「○○円をお返しいたします」

お札を返す際には，必ずお札の向きをそろえて返します。ヨレヨレのお札を渡さないように気をつけ，シワの少ないきれいなお札を返すようにしましょう。

④次回の予約を取る→「一番早くご予約を承われるのは，○日○時ですが，ご都合はいかがでしょうか？」

空いている日時を伝え，すみやかに予約を取りましょう。

⑤あいさつ→「どうぞ，気をつけてお帰りくださいませ」

患者さんの顔を見て，患者さんの道中の無事を祈るような気持ちでやさしく声をかけたいものです。患者さんが歯科医院のドアを出るとき，やさしさに包まれ，満たされた気持ちで帰途につけたら最高です。

67 話し方に注意して、医療訴訟からあなたの医院を守ろう

医療訴訟事件全般がゆるやかな減少傾向にある中で、歯科医療訴訟事件は、平成20年で70件、平成21年で71件、平成22年で72件と徐々に増加しています。

増加の理由は、インプラントなどの高額な治療の導入ゆえの患者さんの期待値の高さ、説明不足、トラブル処理の失敗などが考えられています。

訴えられないようにするためには、医療人としての倫理を守る、患者さんとの信頼関係を構築する、説明責任を果たす、誠意を持って診療に当たる、威圧的な態度をとらない、院内の連絡・報告・相談を徹底する、院内のコミュニケーション力を向上させる、クレームが出たら早急に対応するなどの取り組みが必要です。

数年前、病院に関係する事件が起きたとき、マスコミが「医療ミスの逆恨みが原因ではないですか?」としきりに患者さんたちに質問していました。その際、患者さんたちからの印象的なコメントがありました。

患者さんたちは異口同音に「もし、医療ミスがあってもこの院長先生をうらむ人はいない」「絶対にいないない」と答えたのです。強く、重みのある言葉でした。

医事関係訴訟事件（地裁）の診療科目別既済件数

（平成20年～平成22年）

	平成20年	平成21年	平成22年
内　　　科	228	229	237
小　児　科	22	22	22
精神科（神経科）	30	33	29
皮　膚　科	9	10	17
外　　　科	180	165	142
整形外科	108	105	105
形成外科	18	19	24
泌尿器科	18	22	9
産婦人科	99	84	89
眼　　　科	27	23	24
耳鼻咽喉科	19	19	16
歯　　　科	70	71	72
麻　酔　科	8	4	6
そ　の　他	119	116	104

本表の数値は，各診療科における医療事故の起こりやすさを表すものではないので，注意されたい。

（注）1　複数の診療科目に該当する場合は，そのうちの主要な1科目に計上している。
2　平成22年の数値は，速報値である。

（最高裁判所ＨＰより）

68 クレームを生まないためにも話し方に意識を向けよう

歯科医院のクレームには、大きく分けて3種類あります。技術面に対するクレーム、応対面に対するクレーム、建物・駐車場に対するクレームです。

クレーム処理の方法を身につけることも大切ですが、それ以前に、クレームを生まない応対の徹底に力を入れたほうが、結果的に時間と労力の節約になります。

応対面に関して患者さんの不満を分析してみると、受付に対する不満、スタッフに対する不満、先生に対する不満、スタッフ同士の連携の悪さに対する不満に分けられます。

「感じが悪い」「機械のよう」「顔を見ない」「品がない」「言葉づかいが悪い」「タメ口」「カリカリしている」「説明がない」「連携がとれていない」などの不満は、ほとんどが話し方の改善で防げます。話し方をレベルアップすることが不満解消につながるのです。

もちろん、読者の歯科医院では前記のような応対はしていないと思いますから、いままでどおり、感じよく、人間的に患者さんに接し、顔をみて、品よく、ていねいな言葉をつかい、おだやかに説明し、院内コミュニケーションを大切にするということを、真摯な態度で行っていくことです。

患者の声相談窓口の実態

≪東京都福祉保健局による【平成21年度「患者の声相談窓口」実績報告】より抜粋≫

◆都本庁の「患者の声相談窓口」（以下窓口）での相談件数は10,960 件，５ヵ所の都保健所の窓口での相談件数は2,481件で，全体の相談件数は13,441件であった。過去５年の推移を見ると，都本庁分は一時減少後やや増加傾向，都保健所分は５年前と比較して２倍に増加している。

◆診療科別の内訳では内科2,870 件(21.4%)，精神科2,473件(18.4%)，歯科1,335 件(9.9%)の順に相談が多かった。なお，都保健所での相談では，内科，歯科に関する相談の割合が高かった。

◆相談内容の内訳は「相談」に区分されるものが全体の54.8%，「苦情」に区分されるものが全体の42.9%。「苦情」の内訳では医療行為，医療内容（29.8%），医療従事者の接遇（15.2%）の順に多い。

69 クレームをいう患者さんとモンスターペイシェントを区別する

モンスターペイシェントの見分け方のひとつは、「誠意を見せろ」「ネットに流すぞ」などという、脅しのキーワードを出すか出さないかです。脅しをかけてきた時点で、その人は患者さんではありませんから、しかるべきところに相談しましょう。

では、モンスター以外の一般の患者さんからのクレームはどうでしょうか。クレームを受けると、つい逃げ腰になったり、言い訳をしたりしたくなりますが、こうした態度は相手をますます怒らせます。また、「いや」「そんなはずはないと思うのですが……」「硬いものを食べませんでしたか?」「と、申されますと?」「新人なので」「だから」「何度もいっているとおり」などといった言葉は二次クレームを生むおそれがありますので、厳禁です。

相手を冷静にさせるのは、冷静に聞く態度です。そのときのマジックワードは「詳しくお聞かせいただけますか?」です。このひと言で、スーッと落ち着く人が多くいます。

話を聞いてくれる、この怒りを聞いてくれる、受け止めてくれる――その安心感が相手を落ち着かせるのです。詳しく事情を聞く前に、お詫びをする必要はありません。歯科医院に落ち度があるとわかってから、誠心誠意お詫びをすればよいのです。

クレームを受けたときの対応とお詫びの言葉

＜クレームを受けたら……＞

① 事情を詳しく聞く
② 解決策を提示する
③ 対応できないときは主任や院長先生に代わる
④ 責任が歯科医院側にあるときはお詫びする
⑤ 注意してくれたことへの感謝を伝える
⑥ 院内でクレームの内容を共有する
⑦ 改善策を講じる

＜お詫びの言葉＞

大変失礼いたしました。
誠に申し訳ございません。
深くお詫び申し上げます。
ご迷惑をおかけして申し訳ございません。
お手数をおかけして申し訳ございません。
不行き届きで申し訳ございません。

＜締めくくりの言葉＞

今後，こうしたことがないように改善してまいります。
ご意見をいただき，ありがとうございました。
お話をうかがい，至らないところに気がつきました。ありがとうございました。

第6章

院内コミュニケーション 11の法則

70 ヒヤリ・ハットを防ぐには院内コミュニケーションの充実を！

厚生労働省では、平成13年10月から、ヒヤリ・ハット事例を収集・分析し、その改善方策等医療安全に資する情報を提供する「医療安全対策ネットワーク整備事業（ヒヤリ・ハット事例収集事業）」を開始しました。平成16年度からは、公益財団法人日本医療機能評価機構が、ヒヤリ・ハット事例の収集事業を引き継いでいます。

ヒヤリ・ハットとは「患者に被害が発生することはなかったが、日常診療の現場で〝ヒヤリ〟としたり、〝ハッ〟とした出来事をいう。具体的には、ある医療行為が、①患者には実施されなかったが、仮に実施されたとすれば何らかの被害が予測される場合、②患者には実施されたが、結果的に被害がなく、またその後の観察も不要であった場合等を指す」（「国立大学附属病院における医療上の事故等の公表に関する指針」による定義）

労働災害における経験則として有名な「ハインリッヒの法則」によれば、1件の重大事故の背景には、29件の小事故、３００件の傷害のない事故（ヒヤリ・ハット）が存在するということです。ヒヤリ・ハットを未然に防ぐためにも、院内のコミュニケーションは重要だと考える歯科衛生士が多い、という研究結果も報告されています。

ハインリッヒの法則

ハインリッヒの法則

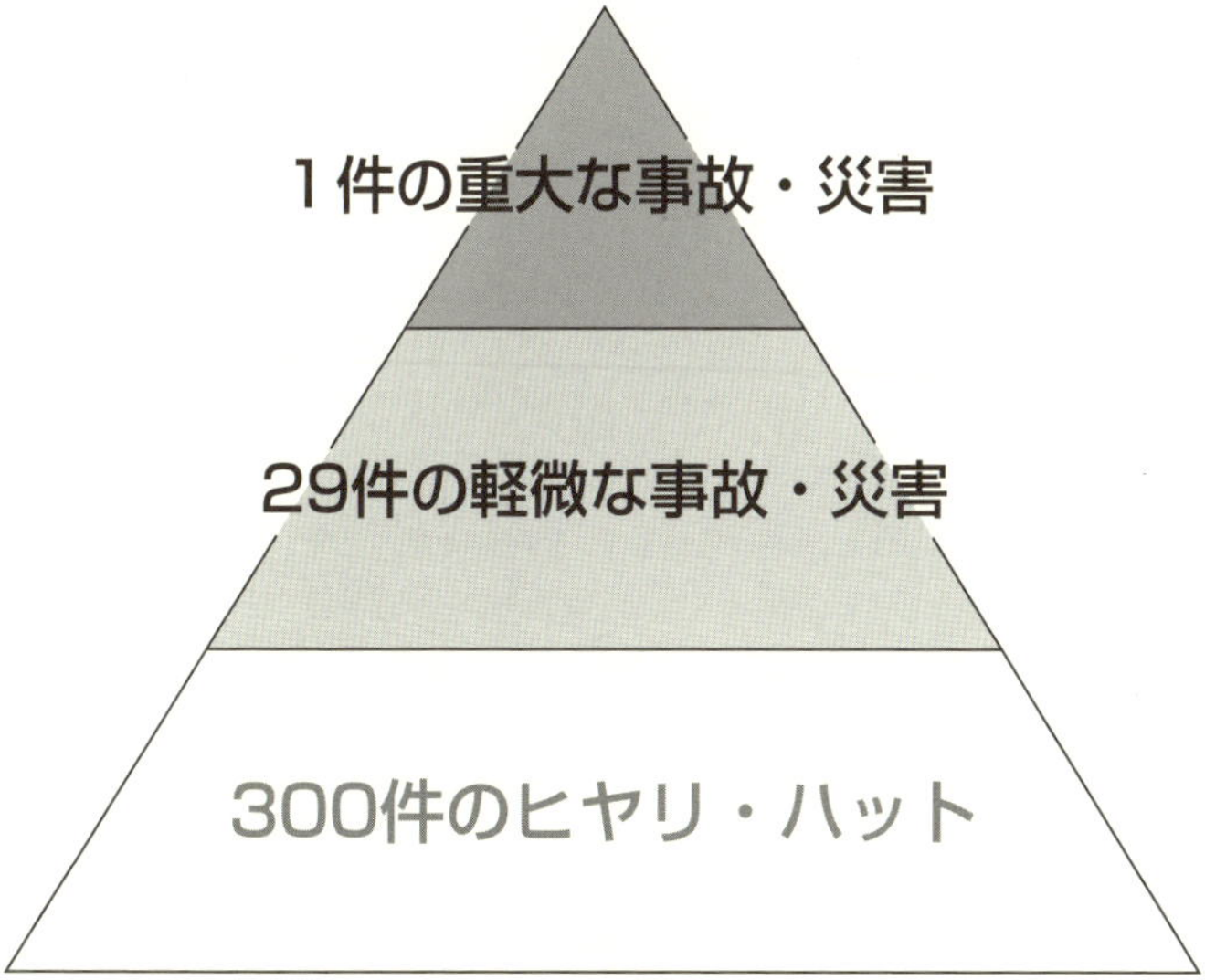

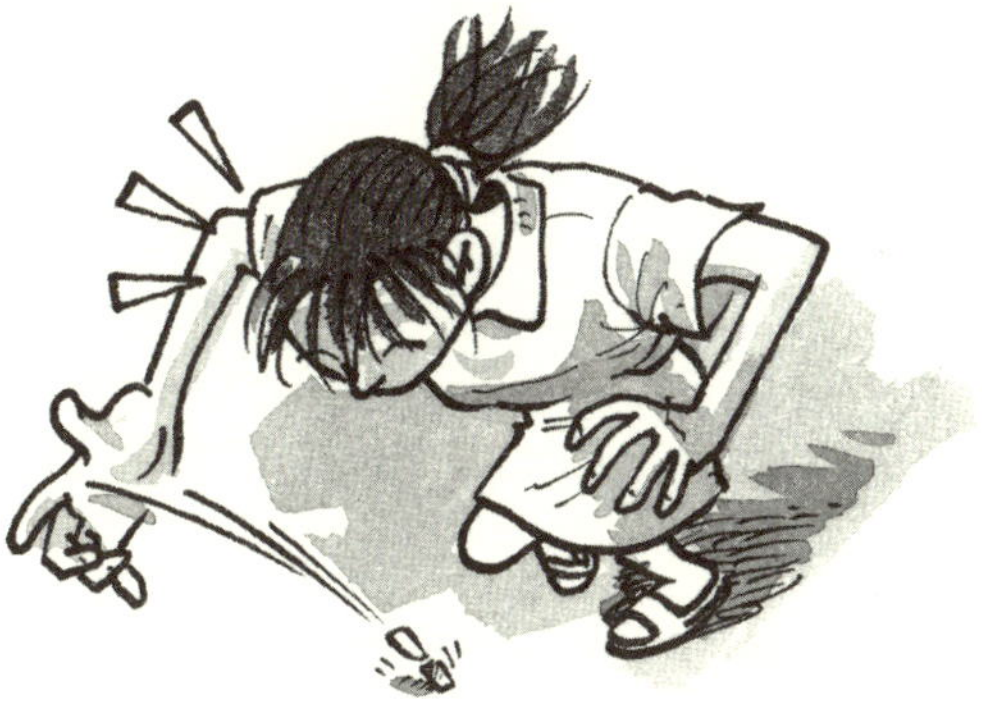

71 「ほうれんそう」の徹底で、ヒヤリ・ハットを防ごう

「ほうれんそう」とは「報告・連絡・相談」のことで、社会人の義務といわれるもの。院内でも、この「報告・連絡・相談」を徹底させましょう。その際も、タイトル↓結論↓詳細↓結論という順番で話すことを徹底させると、時間も短縮できますし、筋道が通った話になりますので行き違いもなくなります。

話のタイトルのつけ方を統一しておけば、さらに時間の短縮になります。

・報告の場合↓ご報告があります。
・連絡の場合↓○○についてのご連絡です。
・相談の場合↓○○についてご相談したいのですが、後ほどお時間をいただけますか?

相談の場合は、まとまった時間が必要ですので、「後ほど」「お時間ができたときに」などという配慮が必要になります。

この「報告・連絡・相談」が多いほど、緊密なコミュニケーションがとれ、緊密なコミュニケーションをとることにより、ヒヤリ・ハットをも報告する雰囲気が生まれます。「ほうれんそう」を充実させることが、次のヒヤリ・ハットの予防につながるのです。

「ほうれんそう」で使いたい言葉

①報告する前に使いたい言葉

「○○の件についてご報告したいことがありますが，お時間をいただけますか？」

「○○の件についてご報告したいのですが，10分ほどお時間をとっていただけますか？」

②相談するときに使いたい言葉

「○○の件についてご相談したいのですが，30分ほどお時間をいただけますか？」

「○○の件についてご相談したいのですが，お時間のあるときにお声をかけていただけますか？」

③相談を終えたら使いたい言葉

「お忙しいところ，お時間をとっていただき，ありがとうございました」

「貴重なお時間をいただき，ありがとうございました」

「教えていただき，ありがとうございました」

72 スタッフには敬語の使用を徹底させよう

このような経験はありませんか?

大学病院に行ったら、年配の看護師さんが若い医師に対していわゆるタメ口を使い、若い医師が看護師さんに敬語を使っていて驚いたという経験……。

このような場面を見た患者さんが感じるのは「このお医者さん、大丈夫なの?」「看護師さんに尊敬されていないみたいだけど大丈夫なのかな……」という不安です。

プライベートの閉じた世界では、タメ口でも友だち言葉でも、どのような言葉づかいでもかまいません。しかし、いったん、診察室に入ったら、そこはパブリックスペースです。社会人としての最低限のルールを守り、先生に対して話すときには、先生を立てる表現をしたほうが、患者さんに安心感を与えます。

また、スタッフ同士の間でのタメ口も慎んでほしいところです。診察室はパブリックスペースであるという自覚を持ち、患者さんの前ではけじめのある会話が望まれます。けじめのある会話は、患者さんが聞いていてもすがすがしいですし、スタッフの品位を保ち、結果的にスタッフを守ることになります。

けじめのない会話・けじめのある会話

次の表現を比べてみてください。

けじめのない会話	けじめのある会話
ねえ，先生これどうするの？	先生，こちらはどうしましょうか？
これってあっちへ送っていいの？	こちらを先方にお送りしてよろしいですか？
あの人にはなんていっておく？	先方にはどのようにお伝えしましょうか？
○○さん，入れていい？	○○さんをお通ししてもよろしいですか？
○○さん，△△っていってんだけどぉ……	○○さんが△△とおっしゃっていますが……
どうすればいい？	どのようにしたらよろしいですか？
○○さんから電話入ってるんだけど……	○○さんからお電話ですが……
○○さんが痛いっていってるけど……	○○さんが痛いとおっしゃっていますが……
○○さんが話したいみたい。	○○さんがお話になりたいことがあるそうです。
保険証を忘れたといってるんだけど……	保険証をお忘れになったということですが……
全額払ってもらっていいよね？	全額お支払いただいてよろしいですか？

73 タイプ別に言葉がけを考えてみよう

タイプ分類は、コーチングでは4タイプ。性格論として活用されているエニアグラムでは9タイプに分類されます。ただ人間は複雑ですから、単純にタイプ分けをすることはできませんし、強引なタイプ分けは危険だと思います。

一方、人間をタイプ分けすることは、人間理解の手がかりになりますし、会話のしかたにも役立ちます。自分とはかけ離れた価値観や判断基準を持っている人が存在することを頭の片隅においておくと、一方的なコミュニケーションになることも避けられます。

たとえば、褒めるということについても、「すごい」「すてき」「素晴らしい」などの短い言葉で褒められるだけで喜ぶタイプもいれば、逆に根拠が明確でないことに対して褒められると、相手を信用しなくなるタイプもいます。

また、目標を持たせると燃えるタイプもいますが、目標を持たせるとストレスになり、かえって力を発揮できないタイプもいます。

お互いに相手をよく観察し、相手の心に届く言葉を根気よく見つけていくことが、院内コミュニケーションを充実させるひとつのコツといえます。

エニアグラムの9タイプ

1. **批評家**：職人。完全主義者。鑑識力が高い。神経質。融通が利かない。

2. **援助者**：人助け。細かい気づかい。八方美人。人を操作したがる。

3. **遂行者**：成功。計画実行。行動的。人を駒のように扱う。

4. **芸術家**：天才。孤高の志士。一番病。ナルシスト。

5. **観察者**：博士。分析屋。内向的。皮肉屋。有益性を重んじる。

6. **忠実家**：安全第一。石橋を叩いて壊す。新しい物事への拒絶。

7. **情熱家**：楽天家。好奇心旺盛。自由人。飽きっぽい。

8. **挑戦者**：唯我独尊。理想主義者。自信家。他人に操られるのを嫌う。

9. **調停者**：平和主義者。器用な経営者。葛藤を嫌う。逃避。怠慢。

74 スタッフへの指示は3タイプに分けて行おう

人にはそれぞれの性格がありますが、指示の理解力に関しては、３つに分けることができます。

「事細かに指示しなくてもわかるタイプ」
「事細かに指示しないとわからないタイプ」
「事細かに指示してもわからないタイプ」です。

歯科医院の場合、「事細かに指示してもわからないタイプ」は、採用されていないはずなので、論外としておきます。

問題が起きやすいのは、勤続年数が長いのに、事細かに指示しないとわからないタイプです。指示する側は「長く勤めているのだから、このくらいは指示しなくてもわかるだろう」と考えます。しかし、このタイプの人には、経験は関係がないのです。

トラブルを避けるためにも、このタイプには、必ず①その仕事の最終的な着地点、②その仕事の目的を毎回伝えます。この2点を伝えると、このタイプはぐんと仕事がしやすくなり、きちんと仕事を達成できます。

指示のしかたが悪いとこうなる

＜失敗例　1＞

「トレイを拭いておいて」と頼んだが，拭いたあとの筋がたくさん残っていた。

↓ **改善するためには**

「トレイに曇りが目立つから，顔が映るくらいに，ピカピカに磨き上げておいて」と，仕事の目的と着地点を伝えます。

＜失敗例　2＞

「患者さんの様子を見てきて」と頼んだら，「別にぃ，普通でした」と答えた。

↓ **改善するためには**

「麻酔をしたから，患者さんの呼吸と顔色を観察して具体的に伝えて」と，仕事の意図と任務を指示します。

75 質問話法も使って指示してみよう

スタッフへの指示については前述しました。

ここでは、ある程度の経験を積んだスタッフに対して、さらなる成長をうながす質問話法を紹介します。質問話法を使うと、否が応でも自分の頭で考えなければならず、結果的に成長をうながすことになります。

前述の例で考えると、「トレイをピカピカに磨くにはどうすればいいと思う?」と質問します。そこで、スタッフは考えます。どうすればピカピカになるのかを自分の頭で考えるのです。

また、「麻酔注射のあとは、どのようなことに気をつければいいと思う?」と質問してみます。「状態を観察したほうがいいと思います」と答えが返ってきたら、さらに「具体的には、患者さんのどこを観察すればいいのかな?」と聞いていきます。

質問を重ねることにより、自分で考えますし、自分で導き出した答えのほうが記憶に定着します。数学でも、解法を写したときよりも、苦労しながら自分で一生懸命に考えた上で、解法を確認したときのほうが記憶に残るのと同じです。

質問でスタッフを成長させる

「どうすれば，患者さんの笑顔が増えると思う？」

「どうすれば，患者さんがリラックスすると思う？」

「誘導をていねいにするためには，なにに気をつければいいと思う？」

「バキュームを上手にするためには，どこを工夫すればよいのだろう？」

「受付の電話応対をていねいにするためには，私にどんな援助ができる？」

「会計をスムーズにするためには，なにを改善したらいいと思う？」

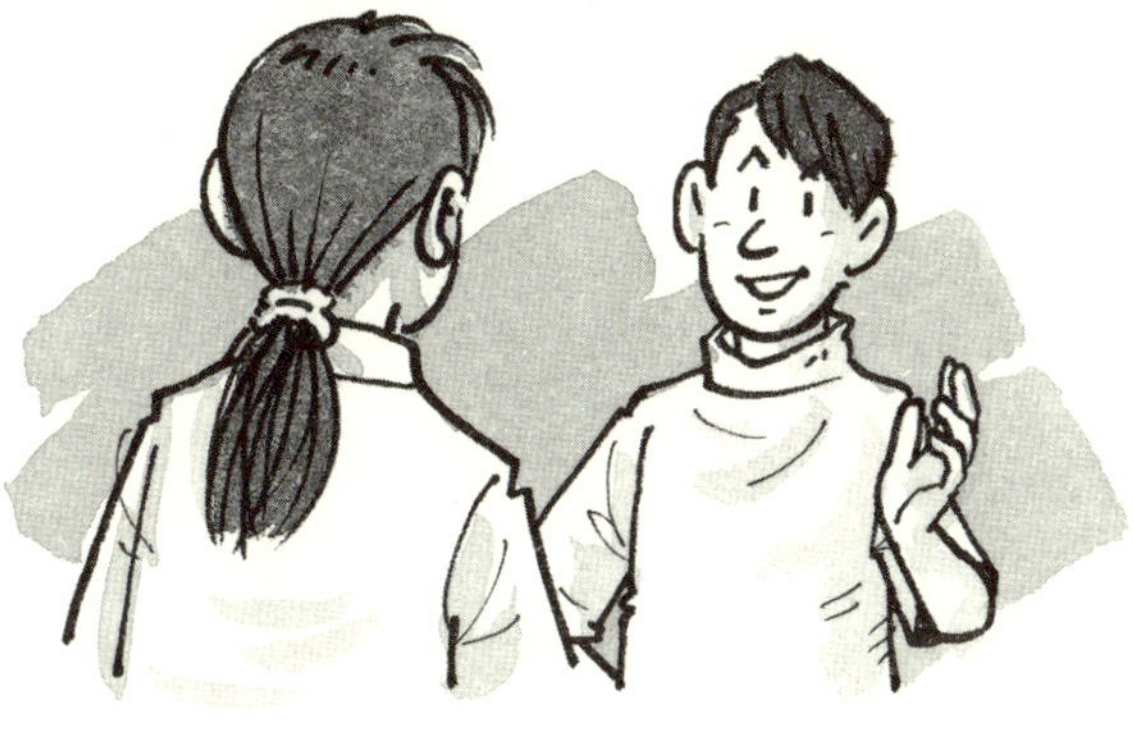

76 スタッフへの注意は想いを伝えてからにしよう

院長先生やチーフなど、後輩を指導する立場になったら、注意をする場面も出てくることでしょう。注意し、注意した事柄を行動に移してもらうためには、まず信頼関係が築かれていることが前提です。信頼関係が築かれていない状態で注意をすれば、相手に生まれるのは、不満・反発・不信感などのマイナスの感情です。また、無関心ゆえの無視につながるかもしれません。

まずは、コミュニケーションの量を増やしましょう。コミュニケーションの質は、量が増えれば少しずつ高くなっていきます。それだけに会話のストロークが大事になります。あいさつ、休憩時間の雑談、ミーティング、勉強会など、なんでもよいのです。会話をする回数、顔を見る回数を増やしてみてください。

コミュニケーションの量を増やした上で、「私はあなたと一緒によりよい歯科医院に発展させたい」「あなたの成長が私の喜びでもある」「あなたは成長する人だから伝えている」「あなたと一緒に成長したい」という熱い想いを伝え、相手を思う深い愛を伝えてこそ、注意が生きてくるのです。

自分のストロークを意識する

ストロークとは，相手への言葉がけや働きかけのことです。

ストロークには，受け取ると快適な気持ちになる「プラスのストローク」と，不快になる「マイナスのストローク」があります。

マイナスのストロークばかりが多くなったり，ノンストローク状態が続いたりすると，人は健全さを失っていきます。

なかでも一番残酷なのは，無条件マイナスのストロークと，ノンストロークです。

〔ストロークの例〕

（1）無条件プラスのストローク

「一緒に働けてうれしい」
「いてくれるだけで元気になるよ」

（2）条件つきプラスのストローク

「あいさつが元気でいいね」
「テキパキしているから助かったよ」

（3）条件つきマイナスのストローク

「バキュームの仕方を練習すべきだよ」
「応対が乱暴だよ」

（4）条件つきミックスストローク

「あいさつが感じいいよ。誘導がていねいだともっといいね」
「はやくできてよかった。今度は完成度を上げていこう」

（5）無条件マイナスのストローク

「なにをやってもだめだな」「いるだけで暗くなるよ」
「採用するんじゃなかった」

（6）ノンストローク

無視・無関心

77 チューニング（相手の気持ちに合わせる）してみよう

歯科医師対象の研修をしていると、「若いときはよかったが、いまはスタッフとの年齢差のせいで、コミュニケーションギャップを感じる」という悩みを聞くことがあります。これは、歯科医院だけではなく、多くの職場の悩みのひとつです。悩んでいて、改善したいという方におすすめなのが、「チューニング」です。「チューニング」とは、音楽においては、楽器の音の高さを合わせることという意味です。

スタッフ指導や後輩指導のチューニングでは、相手の価値観や相手の気持ちに共感をしていることを言葉ではっきりと表すことで、こちらへの安心感を持ってもらうようにします。その上で伝えたいことを伝えていきます。

このチューニングは、メイクや身だしなみの改善指導のときも有効です。多くの医療機関で、後輩の「目力メイク」に困惑している先輩たちがいます。実際に患者さんからも、「キャバクラのお姉さんみたい」「痛い（派手なメイクが痛々しい）」などの声が上がっていますが、本人たちは改善しようとしません。そのようなときに、頭ごなしに注意するのではなく、相手の価値観を認め、安心感を与えた上でリードしていくのです。

後輩スタッフに対するチューニング例

先　輩「今日もお疲れさま。いつも助かるわ。そういえば，最近まつげが伸びたみたいだけど」

後　輩「あ，これ，つけまつげなんです」

先　輩「へぇ～，そうなの。うまくつくものだね。つけるの難しいんでしょう？」

後　輩「はい，練習してやっと上手にできるようになったんです」

先　輩「○○さんは，もともと器用だものね。まつげが長いとかわいいよね」

後　輩「そうなんです。まつげつけていると，自信が持てるんです」

先　輩「自信が持てるんだね。うん。わかるような気がする。ところで，つけまつげが手術中の患者さんのおなかに落ちたという事故，聞いている？」

後　輩「知りませんでした。そんなことがあるんですね」

先　輩「そうなの。だから，医療機関で，つけまつげはどうなんだろうって思うようになったの」

後　輩「患者さんの顔に落ちたら，大変なことになりますね」

先　輩「そうね。かわいさをとるか，安全・安心をとるか，迷うところだけどね」

後　輩「わかりました。明日からつけまつげはやめます」

78 小さなことを大きな愛情をこめて行おう

野球・サッカーなどのスポーツでは、監督がいくら頑張っても、選手が体を動かさなければ試合には勝てません。

歯科医院でも、1人だけがどんなに頑張っても、他の人たちが治療や応対において、ていねいさに欠けていたら、患者さんの満足度を高めることはできません。

患者さんの満足度を高めるためには、まず働く人の満足度を高めることが近道です。それは、リッツ・カールトンや東京ディズニーリゾートの取り組みが証明しています。

働く人の満足度を高めるというと難しいことのようですが、小さなことから始めればよいのです。小さなことに愛情をこめて行ってみましょう。

明日からすぐにできることとして、毎朝、明るい声で、明瞭な発音で、名前を呼び、顔を見て「○○さん、おはよう!」と、声をかけてみることをおすすめします。

小さな声でボソボソと「オハザイマス」などというのは、あいさつとはいえません。

たかがあいさつ、されどあいさつです。「大切な人だよ」というメッセージをこめたあいさつが、モチベーションを高め、お互いを支援していくことにもなります。

落ち込んだとき、先輩からいわれてうれしかった言葉

大丈夫。今までだってあなたは乗り越えてきたんだから。

何でも１人で抱え込んじゃう必要ないんだよ。いつでも相談のるよ。

ここがあなたの居場所だよ。ここで，少しずつでもいいから前に進もう。

迷惑かけたっていいんだよ。迷惑かけてよ。

あとは任せて。そのために私たちがいるんだから。

頑張っているの，わかっているよ。

頑張っている姿，みんな見ているよ。

頑張れなんていわない。だって，もう十分頑張っていることを私は知っているよ。

79 まず〝自分自身〟から変わろう

研修をしていると、先生との関係に悩むスタッフ、スタッフとの関係に悩む先生に出会うことがあります。

せっかくなにかの縁があって出会った人にもかかわらず、その関係に悩み、毎日が楽しくないというのは、なんとも悲しいことではありませんか。

できれば、仕事は生き生きとしたいものです。

そのためには、まず自分が変わることと、私はいつも研修で伝えています。相手が変わるのを待っていたら、時間がもったいないと思うからです。

私が社会に出るとき、恩師から「人とうまくいかないときは、相手のために祈りなさい」と教えられました。祈ってみて、すぐにその教えの意味に気がつきました。そこには「相手のためになにができるかということを考えなさい」という教えが隠されていたのです。

相手のために、自分からあいさつをする、自分から感謝の気持ちを伝える、自分から相手を褒める、自分から相手を尊重した言葉を使う……できることはたくさんあります。そして、相手を思う心を分母にした自分の言葉が周りと自分自身を変えていくのです。

先輩からいわれてうれしかった言葉

ありがとう。

いつも，助かっているよ。

頼りにしているよ。

一緒に仕事ができてうれしい。

あなたの仕事，いつも尊敬しているよ。

自慢のスタッフだよ。

あなたのよき理解者になりたい。

いつでも相談してね。

いつでも応援しているよ。

あなたならできる。自分で自分を制限しないで。

あなたはいまのままでいいんだよ。ちゃんといつも見ているからね。

★この先輩からいただいたうれしかった言葉を，今度は，あなたが後輩に贈るのです！

80 和顔愛語――思いやりと愛に支えられた言葉と話し方

私が主催している歯科医院限定〈患者さん対応ブラッシュアップ倶楽部〉の会員のみなさんからは、「患者さんを尊重する話し方をするようになったら、患者さんの笑顔が増えた」「患者さんから話しかけられることが多くなった」という声が届きます。

また、ＮＨＫ学園の通信教育「話し上手は敬語から」講座では、たくさんの医療関係者が学んでいて、学んだ感想も毎日届きます。昨日も２人の看護師さんから、こんな感想が届きました。

「敬語を使って話してみたら、いつもわがままな患者さんが、別人のようにおだやかにこちらのいうことを聞いてくれました。敬語の力はすごいと実感しています」

「患者さんを尊重した話し方に変えてみました。和やかな空気が生まれますし、患者さんも落ち着くようです」

なぜ、このようなことが起きるのでしょうか。

このような変化には、２つの理由があると私は考えています。

そのひとつは、患者さんの心の底にある願いを叶えているからだと考えています。

患者さんは口には出しませんが、「大切に扱ってほしい」「人間として扱ってほしい」「価値のある人として扱ってほしい」という願いを持っています。患者さんを尊重する話し方により、その願いが叶えられ、心が満たされるのでしょう。満たされたからこそ、笑顔が増えたり、胸襟を開いたり、相手を思いやるゆとりができたりしたのでしょう。

もうひとつの理由は、患者さんを尊重する話し方により、話し手自身がおだやかになっているからだと考えられます。自分の言葉や声は、自分自身にも影響を及ぼすのです。

患者さんを尊重した話し方は、さらにプラスのスパイラルを起こしていきます。病院管理職から届いた御礼状に「病院全体で言葉づかいのレベルアップに取り組んでいます。職員全体の顔が明るくなり、声もはずんでいます。やさしい病院に成長してきています」とあるのが一例です。ていねいな話し方が双方の自己肯定感や心の平安を生み、関係を変え、その結果、病院全体に希望とやさしさがふくらんでいる様子が伝わってきます。

道元禅師の言葉、「愛語よく廻天の力あることを学すべきなり」が伝えるように、慈しみに満ちた思いやりと愛に支えられた言葉、それを伝える話し方には、患者さんを癒し、患者さんを励まし、患者さんに希望を与える力があります。

今回ご紹介した79の法則の実践＋80番目の法則、「和顔愛語」と＋ホスピタリティ＋確かな治療と経営があれば、患者さんの明るい明日が拓かれます。

患者さんの明るい明日を拓くことができれば、歯科医院の未来も拓かれていくのです。

●著者のプロフィール
山岸　弘子（やまぎし　ひろこ）
ＮＨＫ学園で敬語指導にあたるほか、航空会社接遇資料作成協力などにも携わる。歯科医院経営コンサルティング会社・有限会社ファイナンシャルプラスのコミュニケーション研究所所長として「患者さん対応ブラッシュアップ倶楽部」会員歯科医院と「歯科医院サポート会計事務所ネットワーク」参加会計事務所の顧問先歯科医院のスタッフのコトバづかい、患者さん対応の指導・サポートにあたる。歯科医師研修、歯科医院スタッフ研修をはじめ、全国各地で講演も行っている。著書に『患者さんの心と信頼をつかむコトバづかいと話し方』『院内での正しいマナーとコトバづかい』『イラストで見るスタッフのワーキングマニュアル』（共）（クインテッセンス出版）他多数ある。

〔連絡先〕
㈲ファイナンシャルプラス
TEL：03-3275-8148　FAX：03-3275-8284
E-mail：yamagishi @ e-8148.com

〔歯科医院経営実践マニュアル〕
歯科医院での話し方 80の法則

2011年12月10日　第１版第１刷発行

著　　者　山岸《やまぎし》　弘子《ひろこ》

発 行 人　佐々木一高

発 行 所　クインテッセンス出版株式会社
東京都文京区本郷３丁目２番６号　〒113-0033
クイントハウスビル　電話(03)5842-2270(代　表)
(03)5842-2272(営業部)
(03)5842-2280(編集部)
web page address　http://www.quint-j.co.jp/

印刷・製本　サン美術印刷株式会社

ISBN978-4-7812-0237-2　C3047

定価はカバーに表示してあります

● 好評の「歯科医院経営実践マニュアル」シリーズ ●

〔歯科医院経営実践マニュアル vol.37〕

ファンをつくりだす歯科医院経営

澤泉千加良（㈲ファイナンシャルプラス代表取締役）

A5判・定価2,100円（本体2,000円・5%）

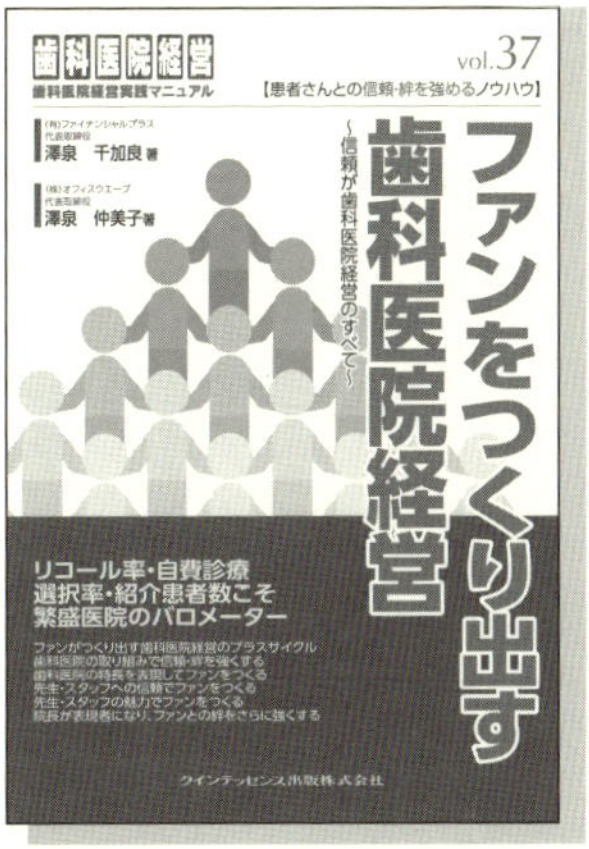

“信頼”こそが歯科医院繁栄の決め手！

「患者さんとの信頼・絆が強い歯科医院」「人と人とのつながりが強い歯科医院」になり、「たくさんのファンが来院しファンに支えられる歯科医院」となるための知恵・具体策を実例とともに紹介する。

〔歯科医院経営実践マニュアル vol. 9〕

紹介・口コミで
患者さんは絶対増える

澤泉千加良（㈲ファイナンシャルプラス代表取締役）

A5判・定価2,100円（本体2,000円・5%）

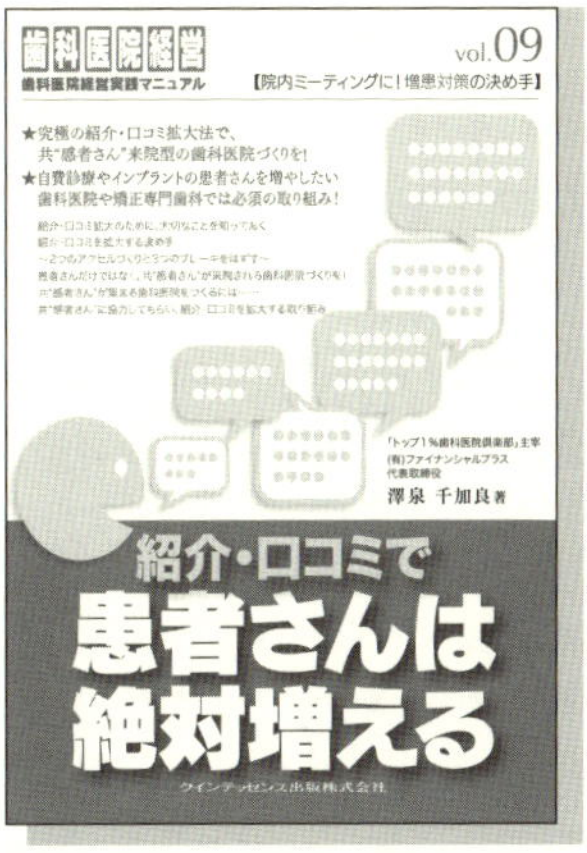

究極の紹介・口コミ拡大法こそ増患の決め手！

「トップ１％歯科医院倶楽部」を主宰する著者が、現在来院されている患者さんに、積極的に紹介・口コミをさせる仕掛けづくりの戦略・アイデアをあますところなく公開。

クインテッセンス出版株式会社
〒113-0033 東京都文京区本郷3丁目2番6号 クイントハウスビル
TEL. 03-5842-2272（営業） FAX. 03-5800-7592 http://www.quint-j.co.jp/ e-mail mb@quint-j.co.jp